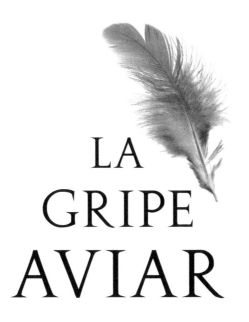

LA
GRIPE
AVIAR

2ª edición: enero 2006

Diseño de portada: Editorial Sirio, S.A.

©   de la edición original
    Neil Stevens, 2005

©   de la presente edición
    EDITORIAL SIRIO, S.A.   Nirvana Libros S.A. de C.V.   Ed. Sirio Argentina
    C/ Panaderos, 9   Calle Castilla, nº 229   C/ Castillo, 540
    29005-Málaga   Col. Alamos   1414-Buenos Aires
    España   México, D.F. 03400   (Argentina)

www.editorialsirio.com
E-Mail: sirio@editorialsirio.com

I.S.B.N.: 84-7808-516-5
Depósito Legal: MA-57-2006

Impreso en: Imagraf Impresores

Printed in Spain

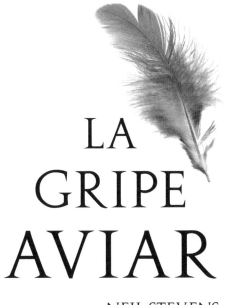

LA
GRIPE
AVIAR

NEIL STEVENS

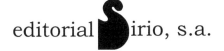

editorial Sirio, s.a.

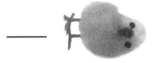 # Introducción

En pleno siglo XXI, y habiendo avanzado la ciencia y la medicina tal vez más de lo que nunca pudimos imaginar, el mundo está preocupado por una enfermedad que nos visita cada año y que ya diezmó su población en 1918. La actual epidemia de gripe aviar comenzó en el sudeste asiático pero amenaza con extenderse por todo el orbe. Los medios de comunicación nos hablan de ella cada día y muchos observamos su evolución con impotencia y temor. Como suele ocurrir, en ocasiones predominan las visiones catastrofistas, mientras que en otras se nos dice que no hay ningún motivo de alarma. La presente obra pretende informar al lector con claridad y sencillez acerca de la gripe aviar, mostrarle cuáles son los peligros reales a los que nos enfrentamos y ver qué podemos hacer para minimizar los riesgos. La información presentada procede en su mayor parte de la Organización Mundial de la Salud y de otros organismos internacionales.

Preguntas frecuentes
acerca de la

GRIPE AVIAR

¿Qué es la gripe aviar?

Se trata de una enfermedad causada por uno de los virus de la gripe[1] que afectan fundamentalmente a las aves. También se le ha denominado «gripe del pollo». Se descubrió en Italia hace ya más de cien años y existen varias cepas, todas ellas derivadas del virus de la gripe tipo A. Existen al menos 15 subtipos distintos, aunque los que han provocado más daño son los subtipos H5 y H7. Ataca a todo tipo de aves, aunque se cree que algunas especies son

---

1.- El apéndice I detalla las características de la gripe común.

más vulnerables que otras. También parece que las aves domésticas son más vulnerables que las que viven en libertad. Entre las aves, este virus es altamente contagioso y puede sobrevivir en el ambiente durante largos periodos de tiempo, especialmente con bajas temperaturas. Por el contrario, no sobrevive a temperaturas elevadas (superiores a 70º C). Su transmisión entre pollos y otras especies de aves se puede producir por contacto directo con materiales infectados, de granja a granja, o por vía mecánica (equipos contaminados, vehículos, jaulas, pienso, ropa, etc.).

¿Cómo se transmite el virus desde las aves al ser humano?

Se considera que la principal vía de infección humana es el contacto directo con aves de corral infectadas o con superficies y objetos contaminados por sus heces. El riesgo de exposición se considera especialmente elevado durante el sacrificio, desplume, despiece y preparación culinaria de las aves de corral. Se recomienda que las personas que viajen a zonas que hayan presentado casos de aves de corral afectadas por brotes de virus H5N1 eviten el contacto con animales vivos en los mercados y las granjas avícolas. Se sabe que las aves infectadas excretan grandes cantidades de virus en las heces. Se aconseja igualmente evitar el contacto con aves migratorias muertas o con aves salvajes que presenten signos de enfermedad. Por el momento, el contagio sólo se produce en unas circunstancias muy específicas. Hace falta estar en contacto directo con los animales infectados o con sus excrementos y hasta ahora no existen pruebas de que se hayan dado contagios entre humanos. Tampoco hay evidencias de contagio por el consumo de carne o huevos de aves infectadas.

¿Cuándo se originó la actual crisis?

Los primeros casos de seres humanos infectados con el virus A/H5N1 de la gripe aviar fueron identificados en el año 1997 en Hong Kong. El virus infectó a 18 personas, de las que murieron seis. En este caso la rápida eliminación de un millón y medio de aves detuvo tanto la proliferación de la enfermedad entre las aves de otros países como su transmisión a seres humanos.

A finales del 2003 comenzó a extenderse por el sureste asiático una epidemia de gripe aviar muchísimo más agresiva de lo normal, volviendo a afectar a dos personas en Hong Kong, una de las cuales murió. La enfermedad se extendió con cierta rapidez, afectando a Tailandia, Vietnam, Corea del Sur, Laos, Camboya, China e Indonesia. Estos brotes no tienen precedente histórico, ni en su magnitud ni en sus consecuencias económicas. Más de la mitad de los países afectados era la primera vez que tenían brotes de gripe aviar. Hasta la fecha se han sacrificado en el sudeste asiático más de 150 millones de aves, pero ello no ha logrado detener la expansión de la epidemia. Recientemente ha llegado a las puertas de la Unión Europea, con casos en Turquía y Rumanía. En Asia, se han confirmado casos de seres humanos afectados en cuatro países: Camboya, Indonesia, Tailandia y Vietnam.

Independientemente de esta epidemia del virus A/H5N1, otras infecciones recientes de gripe aviar que también afectaron a seres humanos generaron daños limitados. En abril del 2003 apareció en Holanda un brote del virus H7N7, afectando levemente a 82 personas y causando la muerte de un veterinario.

¿Cuáles son los síntomas en los seres humanos?

Los síntomas van desde los habituales de una gripe normal (fiebre, tos, dolor de garganta y dolores musculares) hasta la neumonía. Pero la gripe aviar es muchísimo más mortal. De los 112 casos de personas infectadas que se han registrado hasta ahora, han fallecido 57, esto es, el 55%. La diferencia principal es que la gripe aviar tiene capacidad para multiplicarse en muchas partes del cuerpo –como el hígado, los intestinos o el cerebro– además de hacerlo en la tráquea y la garganta, como ocurre con la gripe convencional.

¿Se transmite el virus fácilmente a los seres humanos?

No. A pesar de los 112 casos registrados en seres humanos durante la presente epidemia, éstos son escasos si los comparamos con el importantísimo número de aves afectadas (se han registrado desde finales del 2003 más de 3.300 brotes epidémicos en aves con un saldo de más de 150 millones de aves muertas o sacrificadas) y con las numerosas oportunidades de exposición humana, especialmente en zonas en las que abundan las pequeñas explotaciones avícolas donde las aves tienen libertad de movimientos y además conviven estrechamente con los humanos. No se comprende bien por qué, tras exposiciones similares, algunas personas se infectan y otras no.

Hasta la fecha, los virus gripales aviares A/H5N1 no se han adaptado bien al ser humano, y por este motivo no es fácil su transmisión a las personas.

¿Podría producirse una pandemia de gripe aviar entre los seres humanos?

Los científicos temen que esta cepa de la gripe aviar A/H5N1 pueda mutar convirtiéndose en una variante tan mortal y contagiosa para los humanos como ya lo es para las aves. Se especula con la posibilidad de que el A/H5N1 se combine con otra cepa de gripe dentro de un mismo portador y cree así una mutación capaz de reproducirse y transmitirse entre los seres humanos, con la mortalidad de la gripe aviar y la facilidad de contagio de la gripe convencional.

La continuada propagación de la infección entre las aves aumenta las probabilidades de que se dé una infección directa del hombre. Si a medida que pasa el tiempo crece el número de personas infectadas, aumentará también la probabilidad de que un ser humano, infectado simultáneamente por cepas de la gripe humana y de la gripe aviar, sirva de «tubo de ensayo» del que podría surgir un nuevo subtipo de virus que posea los suficientes genes humanos para poder transmitirse fácilmente de una persona a otra. Ese hecho marcaría el inicio de una pandemia de gripe. A juzgar por lo ocurrido históricamente, las pandemias de gripe tienden a producirse como media unas tres o cuatro veces cada siglo, a resultas de la aparición de un nuevo subtipo del virus que se transmite fácilmente de una persona a otra. Sin embargo, lo cierto es que la aparición de una pandemia de gripe es impredecible.

¿Cuál es el riesgo de que se desencadene dicha pandemia?

La Organización Mundial de la Salud considera que el riesgo es elevado. Según la OMS, desde hace dos años el mundo corre el mayor riesgo de pandemia desde 1968, fecha de la última de las tres pandemias que tuvieron lugar el siglo pasado. Una pandemia comienza cuando se dan tres circunstancias: a) aparece un nuevo subtipo de virus de gripe o reaparece uno que circuló antiguamente, b) ese subtipo infecta a humanos causando enfermedad grave, y c) se disemina fácil y mantenidamente entre los seres humanos. El virus A/H5N1 cumple los dos primeros requisitos: es un virus nuevo que nunca antes había circulado ampliamente entre humanos y ha infectado ya a más de cien personas de las que han fallecido más de la mitad. Ningún humano tiene inmunidad previa frente a este virus.

Se han cumplido dos de los prerrequisitos para que comience una pandemia. Falta uno: el establecimiento de una transmisión entre seres humanos, eficiente y mantenida. El riesgo de que el virus A/H5N1 adquiera esta capacidad continuará mientras persistan las oportunidades de que se infecten seres humanos. Esto es, mientras que el virus continúe circulando entre las aves, circunstancia ésta que todavía puede que se mantenga durante un tiempo. Durante el año 2005 se han observado cambios preocupantes en la epidemiología de la enfermedad entre los animales. Se siguen registrando casos humanos, y el virus se sigue extendiendo a nuevos países, con el consiguiente aumento del tamaño de la población en riesgo. Cada nuevo caso humano brinda al virus otra ocasión para mutar y para transformarse en una cepa pandémica plenamente transmisible.

¿Se ha dado este tipo de mutación alguna vez?

Sí, ocurrió en 1918, durante la Primera Guerra Mundial. Según las últimas investigaciones,[2] un proceso similar al que ahora temen los científicos fue lo que provocó la epidemia de la gripe española, que mató entre 30 y 50 millones de personas. Fue bautizada así porque, en aquellos años, España era de los pocos países de Europa donde no había censura por la guerra, por lo que la prensa española fue la primera en informar sobre la epidemia.

Parece que tuvo su origen en una pequeña mutación del virus de la gripe aviar que le confirió capacidad para infectar a los humanos, según los estudios realizados por dos equipos de científicos, cuyos resultados han sido publicados en las revistas *Science* y *Nature*.

El vínculo entre la gripe de 1918 y los pollos ya había sido sugerido antes, pero ahora los científicos han hallado pruebas sirviéndose de una muestra del virus, obtenido de una víctima cuyo cuerpo se conservó intacto en los hielos perpetuos de Alaska, así como de muestras de enfermos, conservadas en frascos de laboratorio. Con estos elementos, los investigadores del Instituto de Investigación Médica de Londres y del Instituto Howard Hughes de Harvard han podido reconstruir por primera vez la estructura tridimensional del virus de la gripe española de 1918. El trabajo

---

2.- Ver en el apéndice II un informe sobre la gripe de 1918 y los recientes estudios sobre el virus que la causó.

requirió decodificar la secuencia genética completa del microorganismo, utilizar técnicas de biología molecular para sintetizarlo y luego utilizarlo para infectar ratones y células de pulmones humanos en un laboratorio especialmente equipado del Centro de Prevención y Control Epidemiológico de Estados Unidos. Los hallazgos, afirman los científicos, revelan un pequeño número de cambios genéticos que pueden explicar por qué el virus fue tan letal. El trabajo también confirma la legitimidad de las preocupaciones originadas por la actual situación de gripe aviar. Además, muestra que el virus de 1918 era muy diferente de los que causan la gripe humana. Infecta células profundas de los pulmones de ratones y células pulmonares que normalmente serían inmunes a la gripe y mientras que otros virus humanos no matan a los roedores, éste sí lo hace.

¿Existen motivos adicionales de preocupación?

Sí, varios:

— Los patos domésticos pueden excretar grandes cantidades de virus altamente patógeno sin mostrar signos de enfermedad, comportándose como reservorios silentes del virus y perpetuando la transmisión a otras aves. Este hecho añade más complejidad a los esfuerzos de control y elimina la señal de alarma.

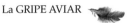

Por ello es importante que las personas eviten comportamientos de riesgo.

— Al comparar los virus A/H5N1 de comienzos del 2004 con los del 1997, se aprecia que los actuales son más letales para los ratones experimentalmente infectados y también para los hurones. Además, los virus actuales sobreviven más tiempo en el ambiente.

— Los virus A/H5N1 han ampliado su rango de huéspedes e infectan y matan a mamíferos que previamente se consideraban resistentes a la infección por virus aviares gripales.

— El comportamiento del virus en sus reservorios naturales, que son las aves acuáticas silvestres, puede estar cambiando. En la primavera del 2005 murieron 6.000 aves migratorias en una reserva de China central por virus A/H5N1. Este hecho es muy poco frecuente, no tiene precedentes de esta magnitud. En el pasado, solamente se han registrado dos situaciones de muerte de aves migratorias por virus altamente patógenos, una en Sudáfrica en 1961 por A/H5N3 y otra en Hong Kong en el 2002–2003 por A/H5N1.

Entonces, ¿cuál es el panorama que se nos presenta para el futuro?

Todo parece indicar que el riesgo persistirá. Los datos disponibles muestran que el virus A/H5N1 es hoy endémico en algunas zonas de Asia, habiendo establecido su nicho ecológico en las aves de corral. El riesgo de aparición de nuevos casos humanos continuará, al igual que las oportunidades de aparición de un virus pandémico. Los brotes se siguen reproduciendo pese a las enérgicas medidas de control adoptadas, entre ellas el sacrificio de más de 150 millones de aves. Un gran número de aves migratorias silvestres, reservorio tradicional de este tipo de virus de la gripe, están muriendo actualmente como consecuencia de la cepa A/H5N1. Además tenemos el problema adicional ya mencionado de los patos domésticos, que pueden estar infectados y por ello excretar grandes cantidades de virus sin presentar signos externos de la enfermedad. El papel de estos animales en la transmisión complica aún más el control de las aves y es un problema añadido a la hora de evitar los riesgos en las poblaciones humanas.

En caso de producirse una pandemia, ¿qué ocurriría?

No es posible saber cómo evolucionará la amenaza. Debido a las continuas transformaciones de los virus de la

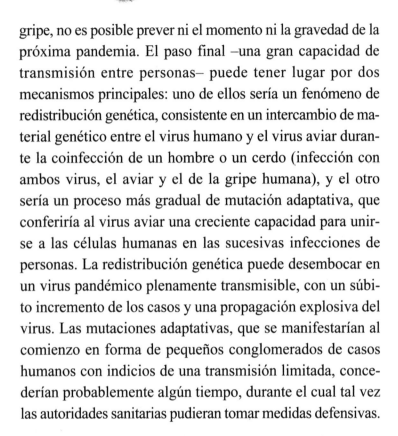

gripe, no es posible prever ni el momento ni la gravedad de la próxima pandemia. El paso final –una gran capacidad de transmisión entre personas– puede tener lugar por dos mecanismos principales: uno de ellos sería un fenómeno de redistribución genética, consistente en un intercambio de material genético entre el virus humano y el virus aviar durante la coinfección de un hombre o un cerdo (infección con ambos virus, el aviar y el de la gripe humana), y el otro sería un proceso más gradual de mutación adaptativa, que conferiría al virus aviar una creciente capacidad para unirse a las células humanas en las sucesivas infecciones de personas. La redistribución genética puede desembocar en un virus pandémico plenamente transmisible, con un súbito incremento de los casos y una propagación explosiva del virus. Las mutaciones adaptativas, que se manifestarían al comienzo en forma de pequeños conglomerados de casos humanos con indicios de una transmisión limitada, concederían probablemente algún tiempo, durante el cual tal vez las autoridades sanitarias pudieran tomar medidas defensivas.

¿Por qué se teme tanto a las pandemias?

Las pandemias pueden infectar virtualmente a todos los países. Una vez que comienza la diseminación a escala internacional, ya no se puede detener, pues se extiende muy rápidamente al toser o estornudar. El hecho de que los infectados puedan excretar virus antes de que muestren algún síntoma añade más riesgo de diseminación. Consideremos por ejemplo los usuarios infectados que, sin tener síntomas, utilicen las líneas aéreas.

La gravedad de la enfermedad y el número de muertes causadas por un virus pandémico varía enormemente y no se conoce con anterioridad a que aparezca la pandemia. En las mejores circunstancias y asumiendo que el nuevo virus cause una enfermedad moderada, el mundo experimentaría entre dos y ocho millones de muertes, asumiendo proyecciones de la pandemia de gripe de 1957. Si el virus fuera más virulento, las proyecciones serían aún mayores. La pandemia de 1918, que fue excepcional, se cree que mató a más de treinta millones de personas.

La pandemia gripal provoca grandes avalanchas de personas que buscan atención médica, colapsando los servicios de salud. La alta tasa de absentismo laboral puede interrumpir otros servicios esenciales como los transportes, las comunicaciones y la seguridad ciudadana. Como toda la población será susceptible al virus pandémico, los picos de enfermedad se alcanzarán rápidamente en la comunidad. Esto implica una disrupción social y económica que puede verse amplificada por los sistemas interdependientes e interrelacionados de comercio. Con base en pasadas experiencias, se prevé que tras, una pandemia de este tipo, hay que esperar una segunda oleada de actividad gripal en los siguientes doce meses.

Como todos los países experimentarán durante una pandemia la misma situación de emergencia, no existirán posibilidades de cooperación internacional, ya que cada país se preocupará de la protección de su propia población.

¿Cuáles son las señales más importantes que indican que va a comenzar una pandemia?

La pista más importante es la aparición de casos humanos con síntomas clínicos de gripe muy próximos en tiempo y espacio. Del mismo modo, la detección de casos en el personal sanitario y médico que esté al cuidado de enfermos con el virus H5N1 sugerirá la existencia de una transmisión entre seres humanos. Tras la detección de estos casos deberá realizarse una inmediata investigación sobre el terreno para confirmar el diagnóstico de sospecha, para identificar la fuente de la infección y para determinar si existe transmisión de un ser humano a otro.

Los estudios de los virus causantes corroborarán los cambios que han ocurrido en los mismos y que los han hecho capaces de transmitirse de un ser humano a otro.

En cualquier caso, la llegada del virus gripal aviar A/H5N1 a Europa de ningún modo supone que ha llegado un virus pandémico, es decir, no constituye una pandemia humana ni señala el inicio de una pandemia gripal en los seres humanos.

¿Qué se está haciendo en Europa para evitar la propagación del virus entre las aves?

En octubre y noviembre del 2005 se está dando una creciente acción internacional para la prevención y la detección. La Unión Europea y muchas de las antiguas repúblicas soviéticas han impuesto restricciones a la importación de aves de corral después de la aparición del H5N1 en Rusia y Kazajstán. La Unión Europea también ha analizado los riesgos de la propagación de la enfermedad dentro de su territorio y está aprobando medidas de vigilancia. Muchos países han reforzado el control en la matanza y venta de aves de corral, y otros han prohibido la caza de aves silvestres. La sospecha de que el H5N1 ha sido transportado entre continentes por bandadas de aves migratorias ha impulsado a algunas naciones a tomar medidas para evitar el contacto entre aves domésticas y silvestres, ya sea en el campo o en las tomas de agua. Holanda, por ejemplo, ha ordenado que las aves de corral permanezcan encerradas o bajo redes, y Alemania ha anunciado restricciones al mantenimiento de los pollos en la intemperie. El gobierno español ha decretado que, en un área de 10 kilómetros en torno a 18 grandes humedales, los avicultores tendrán que encerrar o aislar del exterior a sus aves. Francia ha decidido tomar medidas similares en 21 departamentos. La medida afectará a cientos de explotaciones avícolas —en España hay 1.500 al aire libre— situadas en el arco del Mediterráneo, Baleares y sur de la península, junto a las zonas húmedas que reciben en el otoño miles de aves migratorias en su viaje anual para pasar el invierno en España. Los grandes humedales españoles, como Doñana, el delta del Ebro o la Albufera de Valencia, están incluidos en la lista. Las especies con mayor riesgo son las limícolas, gaviotas, patos, gansos y anátidas. Se ha decidido también prohibir, con carácter general en todo el territorio español, mercados, concentraciones y eventos culturales con aves. Se añade que las explotaciones avícolas están obligadas a separar los patos y gansos de las demás aves de corral, e impedir a su vez cualquier contacto con las aves silvestres. Los zoológicos que estén situados en las zonas de riesgo también se verán obligados a encerrar las aves, «debiendo vacunar a aquellas que no sea posible poner a cubierto». A las medidas anteriores se suma la prohibición de cazar con patos vivos de reclamo en los humedales, por el riesgo de contacto físico entre ambos grupos.

¿Sirve de algo vacunarse contra la gripe común?

Tanto la Organización Mundial de la Salud como la Unión Europea recomiendan vacunar a los más vulnerables frente a la gripe humana. Es decir, a los mayores de 65 años y a los enfermos crónicos, entre otros. La vacuna de gripe humana no protege de la gripe aviar, pero si llegaran a coincidir ambas infecciones serviría de freno a una recombinación de ambos virus.

¿Hay que vacunar a los niños?

Como regla general la vacuna de la gripe no se debe administrar a los niños pequeños. Según las autoridades sanitarias, los más pequeños no están incluidos en los llamados grupos de riesgo. Sin embargo, se recomienda consultar a los pediatras.

¿En qué fase se halla el desarrollo y la producción de una vacuna contra la posible pandemia?

Actualmente no se dispone de una vacuna humana contra una futura pandemia de gripe, ya que entre otras razones se desconoce cuál sería el virus responsable. Las vacunas antigripales que se fabrican anualmente lo son para la gripe estacional (común u ordinaria) y no protegerán de la gripe pandémica. Aunque varios países están desarrollando una vacuna experimental frente al virus A/H5N1, ésta no estaría disponible para su producción comercial hasta varios meses después del inicio de la pandemia.

Están en marcha ensayos clínicos para comprobar si la vacuna experimental es protectora y para ver si diferentes composiciones pueden economizar la cantidad que se precisa de antígeno contenido en la vacuna para obtener protección. Ya que la vacuna debe ser muy similar al virus pandémico, la producción a gran escala no comenzará hasta que haya aparecido el virus pandémico y se haya declarado, por tanto, la pandemia. La capacidad actual de producción de vacuna no cubriría las demandas mundiales que de ella se esperarían durante una pandemia.

Actualmente, y entre otras medidas, se recomienda la vacuna antigripal estacional (común u ordinaria) para aquellas personas que se espera que vayan a estar en contacto con aves potencialmente infectadas o para quienes vivan o trabajen en explotaciones donde se han registrado brotes de gripe aviar por virus A/H5N1. El motivo de esta medida es reducir oportunidades de infección simultánea en humanos con virus gripal aviar y con virus gripales humanos. Esta reducción de las oportunidades de que se produzca una infección dual disminuiría la posibilidad de un proceso de intercambio de genes entre ambos virus y por tanto la aparición de un nuevo virus gripal con potencial de originar una pandemia de gripe.

¿Qué medicamentos son más efectivos contra la gripe común?

Dos medicamentos antivirales, Oseltamivir (Tamiflu) y Zanamivir (Relenza), pueden reducir la gravedad y la duración de la gripe estacional (gripe común o convencional). La eficacia de ambos depende de que se administren en las primeras 48 horas tras el inicio de los síntomas. En los casos humanos por A/H5N1, estos medicamentos pueden mejorar la supervivencia si se administran precozmente, pero los datos a este respecto son escasos. Se espera que si el virus A/H5N1 fuera el responsable de una pandemia sería también sensible a ambas medicinas.

Para estas dos medicinas, las mayores limitaciones, que son muy importantes, son su escasa producción y el alto precio. En el momento actual se tardaría una década en producir suficiente Oseltamivir para tratar al 20% de la población mundial. El proceso de fabricación de este preparado es muy complejo y requiere mucho tiempo.

Hasta la fecha los casos mortales de neumonía observados en los enfermos lo han sido por los propios efectos del virus, por lo que los antibióticos no son efectivos. Sin embargo, ya que la gripe se complica generalmente con infecciones pulmonares bacterianas, los antibióticos pueden salvar vidas en el caso de que la neumonía comience tardíamente.

La posibilidad cada vez más cercana de una pandemia de gripe para la que no exista vacuna ha desatado la fiebre de los antivirales. Todos los países de la Unión Europea han

aumentado sus pedidos de Tamiflu (Oseltamivir), por lo
que Roche (fabricante de este fármaco) se ha visto forzado
a renunciar parcialmente a su patente y a autorizar la fabricación de genéricos. Según William Burns, jefe de la divi-
sión encargada del antiviral, la principal prioridad para
Roche es aumentar de manera significativa la capacidad de
producción del Tamiflu para atender la gran demanda exis-
tente en estos momentos, ya que la compañía tiene actualmente una capacidad limitada. Los países asiáticos, teme-
rosos de las consecuencias de una epidemia en territorios
superpoblados, han anunciado que se disponen a fabricar el
medicamento. La compañía india de genéricos Cipla ha
anunciado que podría proveer a los gobiernos de los países
en desarrollo que quieran acumular reservas de Tamiflu.
Las autoridades españolas insisten en el hecho de que la
presencia de casos de gripe aviar en países europeos no significa que la mutación del virus esté más cerca, pero en
mayo del 2005 realizaron un pedido de dos millones de tratamientos, que irán llegando hasta julio del 2006. Más tarde, el 18 de octubre del 2005, se volvió a acordar una nueva compra que serviría para cubrir, en caso de pandemia, a
los grupos de riesgo definidos para la gripe humana, que se
estima representan entre el 15 y el 25% de la población
española (lo que supone que el Sistema Nacional de Salud
dispondrá en total de entre seis y diez millones de dosis,
aunque los últimos tratamientos no estarían disponibles
hasta el segundo trimestre del 2007). No obstante, si Roche
libera la fabricación del Tamiflu, estos plazos se pueden
acortar considerablemente.

De todas formas, como ya se ha dicho, no hay garantía de que el Tamiflu (Oseltamivir) ni cualquier otro de los antivirales que existen en la actualidad resulten efectivos contra el virus mutado.

¿Qué están haciendo los gobiernos para proteger a la población?

Como primera medida, la Comisión Europea ha aconsejado a los países comunitarios que vacunen a la población contra el virus de la gripe común y que hagan acopio de antivirales. También están cerrando las fronteras para las aves vivas y la carne de pollo procedente de países donde se ha detectado la enfermedad.

¿Qué países se han visto afectados por brotes epidémicos en aves?

Desde mediados de diciembre del 2003 hasta comienzos de febrero del 2004 se registraron brotes epidémicos en aves por virus A/H5N1 en ocho países asiáticos. Por orden cronológico fueron: República de Corea, Vietnam, Japón, Tailandia, Camboya, República Democrática Popular de Laos, Indonesia y China. La mayoría de estos países nunca antes habían experimentado en su historia una epidemia de gripe aviar altamente patógena.

A comienzos de agosto del 2004, Malasia declaró su primera epidemia de A/H5N1 en aves, convirtiéndose en el noveno país de Asia. Rusia lo hizo a finales de julio del 2005 y Kazajstán a primeros de agosto. En ambos, se registraron muertes en aves salvajes por virus H5N1 altamente patógenos. Casi simultáneamente también Mongolia declaró muertes en aves migratorias por H5N1. En octubre del 2005 se confirmó la presencia del virus aviar A/H5N1 en aves en Turquía, en Rumanía y en Croacia, y actualmente se están investigando brotes en aves domésticas y salvajes en varias zonas geográficas próximas.

Japón, la República de Corea y Malasia han anunciado que han controlado los brotes y se los puede declarar libres de la enfermedad. En otras áreas afectadas continúan los brotes epidémicos con grados variables de intensidad.

¿Está prohibido viajar a los territorios o países afectados por la gripe aviar?

A principios de noviembre del 2005, según los dictámenes de la OMS y de la Comisión Europea, la gripe aviar no constituye un motivo para cancelar forzosamente un viaje a los países afectados. Sin embargo, a fin de minimizar los riesgos, conviene tomar una serie de precauciones:

1.- Medidas de carácter general

— Evitar el contacto directo con animales vivos (también sus cadáveres y excrementos) en mercados, granjas y reservas naturales con aves.

— No adquirir pájaros de compañía ni tener contacto con ellos.

— Se aconseja que las personas que se dirijan a los países afectados se vacunen contra la gripe común a fin de prevenir la infección simultánea y evitar la redistribución del material genético de ambos virus. También se aconseja esta vacunación a cualquiera que, pese a las recomendaciones previas, prevea que vaya a tener probabilidades de exposición a las aves infectadas.

— Se recomienda que los viajeros que se dirijan a los países afectados consulten con un Centro de Vacunación Internacional para valorar de forma individualizada la indicación de vacunación contra la gripe

2.- Medidas de higiene personal

— Es siempre recomendable que los productos derivados del pollo y aves, incluidos los huevos, se consuman bien cocinados (este consejo es válido no sólo en zonas con gripe aviar, sino en todo el mundo).

— Es muy importante mantener una buena higiene personal, lavándose frecuentemente las manos con agua y jabón. Asimismo, conviene ducharse con frecuencia especialmente si se ha visitado un mercado en el que hubiese aves vivas.

— Se deben evitar, en lo posible, las zonas con gran aglomeración de personas (mercados, locales pequeños con escasa ventilación, etc.).

3.- Al volver del viaje

— Es conveniente prestar mucha atención a la salud durante los siete días siguientes al regreso.
— Si en este periodo se presenta fiebre, tos o dificultad para respirar, se deberá contactar con los servicios o autoridades sanitarias e informarles acerca del viaje.

¿Qué papel desempeña África en la gripe aviar?

Desgraciadamente hay pocas probabilidades de que el continente africano se libre de la gripe. Durante septiembre y octubre, millones de aves se dirigen a África. Parten del norte de Europa, desde Siberia a Noruega, para pasar allí el invierno. Viajan a través de rutas aéreas que repiten cada año y por las que se juntan cientos de miles o incluso millones de pájaros. Entre ellos hay patos, gansos, cisnes, fochas y cercetas que hacen escala en humedales. Las últimas semanas de octubre son el momento cumbre de su paso por Europa.

Algunas de esas aves, especialmente las de los humedales, pueden ser portadoras del virus H5N1 de la gripe aviar. Lo que pueda pasar en Kenia o Tanzania, donde se reúnen millones de aves, es en estos momentos la principal preocupación de la FAO, la agencia de Naciones Unidas para la Alimentación y la Agricultura. Existen grandes temores de que la gripe aviar se convierta en endémica en África. Los países africanos tienen menos capacidad de respuesta que los asiáticos y las condiciones son similares, con aves y humanos conviviendo juntos. Y, por supuesto, nadie confía en convencer a los devastados países africanos de que hay que sacrificar las aves de corral, pollos y gallinas, para prevenir la expansión. Ese lujo no está a su alcance. En Asia se han sacrificado más de 150 millones de aves de corral y no se ha logrado contener la enfermedad.

La verdad es que los científicos desconocen todavía muchas cosas sobre la gripe aviar y las aves migratorias. Saben que a finales de abril aparecieron miles de aves silvestres muertas en el lago Qinghai, en China, una zona de intenso paso migratorio. Saben también que después han aparecido aves silvestres con el virus en el Danubio y también en Suecia. Pero ignoran cuántas especies son portadoras del virus o cuáles le sobreviven y lo llevan sin desarrollar síntomas. Lo que sí parece claro es que, aunque en Asia la transmisión de unos países a otros se ha dado a través del comercio de especies, los grandes saltos entre continentes y la llegada a la UE se deben a las aves migratorias.

Cuando se junten en un humedal aves con el virus H5N1 y aves sanas, éstas pueden morir a miles porque el virus pasa de las heces al agua. Sin embargo, parece que no hay un solo virus que mate al 100% de las especies que infecta, por lo que los científicos piensan que existen dos mecanismos de transmisión. Por un lado hay aves que vuelan unos días después de estar infectadas con el virus y antes de desarrollar la enfermedad, y luego hay otras más resistentes, cuyo porcentaje puede oscilar entre un 20 y un 30%, que no llegan a mostrar síntomas.

Parece que actualmente la ruta más utilizada por aves infectadas es la que baja hacia el sur desde Rusia, Kazajstán y Mongolia —en todos estos lugares se han presentado casos— pasando por el delta del Danubio y Turquía —nuevos casos confirmados— hacia Oriente Próximo y de allí a Kenia y Tanzania. Otras rutas son las que cruzan Italia o España. En todos los casos las aves buscan cruzar el Mediterráneo por el estrecho más corto posible. La FAO teme que en África el virus se haga endémico —es decir, que se quede para siempre—, pasando de las aves silvestres a las de corral, algo que a su vez facilitaría el salto posterior a los seres humanos. Y no hay nada que se pueda hacer para evitar el viaje de las aves silvestres infectadas a África. Cazarlas no es una solución, porque lo único que se conseguiría es que se salgan de su ruta, con lo que el virus podría dispersarse todavía más.

Lo que se está haciendo en algunos países es separar a las aves de corral de las silvestres, pero la FAO cree que esto en África será muy complicado. Además, existe otro riesgo: en los humedales de Kenia y Tanzania se reúnen aves de la ruta de Oriente Próximo con las de otras rutas europeas y con las que llegan desde el sur de África. Si allí el virus salta de unas a otras, cuando en primavera las aves migratorias vuelvan a Europa, es muy posible que traigan con ellas el virus y lo extiendan aún más. Claro que el virus puede igualmente llegar a tierras europeas a través de un cargamento contaminado o de una mascota infectada, como lo demuestra el loro muerto recientemente en Londres. Los científicos piensan que, si no ocurre antes, en la primavera tendremos el mortífero virus H5N1 en Europa.

¿Puede evitarse una pandemia?

Nadie lo sabe con exactitud. La mejor manera de evitar una pandemia sería eliminando el virus de las aves, pero es muy dudoso que se pueda conseguir en un futuro próximo.

Para principios del 2006 la OMS dispondrá de tres millones de tratamientos de medicación antivírica. Modelos matemáticos recientes sugieren que estos fármacos pudieran utilizarse profilácticamente en el lugar donde se inicie una pandemia para reducir el riesgo de que aparezca un virus completamente transmisible o al menos para retrasar su diseminación internacional, dando lugar a que aumenten los depósitos de vacuna pandémica.

El éxito de esta estrategia, que nunca antes se ha ensayado, dependerá de varios factores sobre el comportamiento del virus pandémico, que no se conocen con antelación. El éxito también dependerá de una buena vigilancia y de la capacidad logística en las áreas inicialmente afectadas, combinado todo ello con la capacidad de reforzar las restricciones de movimientos en esas áreas y fuera de ellas. Para aumentar las posibilidades de que sea satisfactoria la intervención precoz de la OMS con antivíricos, es preciso mejorar la vigilancia en los países afectados, especialmente en lo que concierne a la capacidad de detectar agrupaciones de casos de enfermedad humana próximos en el tiempo y en el espacio.

¿Está el mundo adecuadamente preparado?

No. A pesar de los avances que se han dado en los dos últimos años, el mundo no está preparado para defenderse ante una pandemia. La Organización Mundial de la Salud ha instado a todos los países a que elaboren urgentemente un plan de preparación, pero sólo lo han hecho un 40%. La OMS también ha aconsejado que los países hagan acopio de antivíricos por lo menos para el comienzo de la pandemia. Alrededor de treinta países ya han comprado grandes cantidades de estos fármacos pero, como ya se ha dicho, los fabricantes carecen de capacidad para satisfacer estas órdenes de compra de modo inmediato. Todo parece indicar que la mayoría de los países de desarrollo económico medio y bajo no tendrán acceso ni a vacunas ni a antivíricos durante toda la pandemia.

¿Qué podemos hacer para protegernos?

El estrés, el cansancio, la falta de sueño, las circunstancias climáticas adversas, el tabaco, la contaminación y la mala alimentación merman las defensas naturales de nuestro cuerpo. Una buena estrategia de prevención precisaría atender varios frentes, a fin de potenciar la propia capacidad del organismo para defenderse de las invasiones tanto virales como bacterianas. Más allá de lo que, en cada caso, el médico recomiende para mantener en buen estado el sistema inmunológico a fin de que pueda hacer frente a una posible epidemia de gripe, hay ciertos lineamientos de orden general que es aconsejable seguir.

Una dieta equilibrada refuerza el sistema inmunológico

Aparentemente la ingesta energética tiene una influencia decisiva en la actividad inmunológica, tanto cuando ésta se da por exceso de calorías como cuando lo es por defecto. El aporte excesivo de energía puede afectar a la capacidad del sistema inmunológico para combatir las infecciones, y se ha demostrado que la obesidad está ligada a una mayor incidencia de enfermedades infecciosas. Además, las personas obesas son más propensas a desarrollar enfermedades cardiovasculares que, a su vez, están relacionadas con alteraciones de la función inmunológica. Pero por otro lado, las personas desnutridas presentan también un muy elevado riesgo de contraer infecciones, al igual que quienes siguen regímenes de adelgazamiento de menos de 1.200 calorías al día u otros que, aun incluyendo un mayor número de calorías, no están debidamente equilibrados. Este tipo de dietas pueden hacer disminuir drásticamente la función inmunológica.

Un equilibrio de las grasas contenidas en la dieta parece que es fundamental para el óptimo funcionamiento del sistema inmunológico. Se cree que las dietas excesivamente ricas en grasa reducen la respuesta inmune, aumentando así el riesgo de infecciones. Por lo tanto, en muchos casos, al reducir el contenido de grasa en la dieta, la actividad inmunológica aumentaría. Pero no es sólo una cuestión de cantidad. La procedencia y la calidad de las grasas que incluimos en nuestra alimentación cotidiana son de la mayor importancia. Hay grasas que son benéficas e incluso imprescindibles para el buen funcionamiento del organismo. Es conveniente añadir a la dieta pescado azul, frutos secos y aceite de oliva, girasol, soja o linaza, a fin de asegurarnos un aporte equilibrado de diferentes grasas esenciales para la salud. Igualmente se ha demostrado que el consumo asiduo de productos lácteos fermentados —como yogur o kefir— contribuye también a aumentar las defensas inmunológicas. Finalmente, el mantenimiento del sistema inmunológico requiere un consumo constante de todas las vitaminas y minerales necesarios. Para ello, hay que asegurarse de seguir una dieta equilibrada que incluya alimentos variados y en las cantidades adecuadas. Entre los nutrientes que se sabe están directamente relacionados con el sistema inmunológico, tenemos los siguientes:

La vitamina C – Interviene de forma muy destacada en el sistema de autodefensa del organismo y es una aliada importante cuando abundan las enfermedades infecciosas. Se estima que un adulto necesita 50 miligramos diarios, pero en momentos críticos se puede doblar la dosis, ya que no presenta efectos secundarios. La vitamina C aumenta la producción de interferón (sustancia celular que impide a una amplia gama de virus provocar infecciones). Además, es necesaria para formar el colágeno, que es un componente esencial de las membranas celulares, esto es, la vitamina C contribuye al mantenimiento de las barreras naturales contra las infecciones. Fuentes alimenticias de vitamina C son las naranjas, los limones, el perejil, los kiwis, los mangos, la piña, la guayaba, el caqui, el melón, las fresas, los pimientos, los tomates, las verduras de la familia de la col y las frutas y hortalizas en general.

La vitamina E – Diversos estudios han demostrado que la vitamina E aumenta la respuesta inmunológica (al serles administrados 200 miligramos al día de esta vitamina a personas que no seguían una alimentación sana y que presentaban unas defensas muy bajas, su respuesta inmunológica mejoró notablemente).

La vitamina E se encuentra en el aceite de germen de trigo, el aceite de soja, el germen de cereales o los cereales integrales (pan, arroz y pastas alimenticias integrales, etc.), el aceite de oliva (principalmente, el extra virgen de primera presión en frío), las verduras de hoja verde y los frutos secos.

La vitamina A – Esta vitamina desempeña un papel esencial en el combate a las infecciones y en el mantenimiento de la integridad de la superficie de las mucosas (que son las barreras naturales contra cualquier infección). Alimentos ricos en vitamina A son el hígado, la mantequilla, la nata, los huevos y los lácteos integrales. Muchos opinan que es más saludable proveer al cuerpo de beta-caroteno que de vitamina A, pues esta sustancia es transformada en vitamina A cuando el cuerpo lo requiere. El beta-caroteno está presente en las verduras de color verde o de coloración roja, anaranjada y amarillenta (especialmente la zanahoria) y también en algunas frutas como los albaricoques, las cerezas, el melón, el melocotón, etc.

Otras vitaminas – Muchas alteraciones del sistema inmunológico se considera que están relacionadas con un déficit de vitaminas del grupo B. Así, la carencia de ácido fólico o vitamina B9 suprime la respuesta de algunos linfocitos, lo que a su vez se acompaña de una disminución de anticuerpos (sustancias que luchan contra microbios y las sustancias tóxicas). También se sabe que las deficiencias de tiamina o vitamina B1, riboflavina o B2, ácido pantoténico o B5, biotina o B8 y cianobalamina o B12 pueden disminuir la producción de anticuerpos. El complejo vitamínico B aparece en la mayoría de los alimentos de origen vegetal (verduras, fruta fresca, frutos secos, cereales, legumbres) y en los de origen animal (carne y vísceras, pescados y mariscos, huevos y también en los productos lácteos). El ácido fólico se encuentra principalmente en las verduras de hoja verde, las legumbres verdes, las frutas, los cereales de desayuno enriquecidos y el hígado, y la vitamina B12 abunda en el hígado y los mariscos, pero también está presente en alimentos como la carne, el pescado, los huevos y los productos lácteos.

Los flavonoides – No se consideran nutrientes pero son sustancias de alto poder antioxidante que están presentes en algunos alimentos vegetales; además, potencian la acción de la vitamina C. Son ricos en flavonoides los cítricos, las verduras de la familia de la col, las frutas rojas y moradas y todas las verduras de hoja verde.

El hierro – En nuestros días el déficit de hierro es bastante frecuente y afecta principalmente a los jóvenes y a las mujeres embarazadas. Una deficiencia de hierro disminuye la multiplicación y el crecimiento celular y la respuesta inmunológica. Fuentes alimenticias de hierro son las leguminosas, especialmente las lentejas, el hígado, la carne (sobre todo la de caballo), el pescado y, en menor proporción, los lácteos.

El cinc – La deficiencia de cinc es relativamente frecuente en los niños, las mujeres embarazadas, las madres lactantes, los ancianos y las personas vegetarianas o que realizan dietas bajas en calorías. El consumo habitual de tabaco también se puede considerar un factor de riesgo en lo que respecta al déficit de cinc. Su carencia influye en el sistema inmunológico y afecta fundamentalmente a la producción de linfocitos y a la respuesta inmunológica. Las fuentes alimentarias de cinc son los mariscos, el hígado, las semillas de calabaza, las nueces, los quesos curados, las legumbres y todos los frutos secos, los cereales integrales, las carnes y el pescado.

El selenio – El déficit de selenio afecta directamente al funcionamiento del sistema inmunológico disminuyendo notablemente la actividad bactericida, la respuesta de los anticuerpos frente a ciertos tóxicos y el desarrollo de los linfocitos. El selenio se halla en la carne, el pescado, los mariscos, los cereales, los huevos y las frutas y verduras.

Otras sustancias naturales – Además de las vitaminas y minerales ya mencionados existen una serie de sustancias naturales cuyo efecto positivo sobre el sistema inmunológico está debidamente comprobado. Entre las más conocidas se halla la *equinacea*, cuyo extracto tomado en gotas, cápsulas o comprimidos fortalece rápidamente las defensas del organismo. El *propóleo* es también un eficaz estimulante de las funciones inmunológicas y resulta muy efectivo contra las enfermedades respiratorias y bucofaringeas. Tampoco hay que perder de vista al *polen*, que a costa de su alto contenido en pro-vitamina A afirma y nutre los tejidos corporales, haciéndolos menos vulnerables a las agresiones exteriores.

Recomendaciones para potenciar las defensas del cuerpo

De los párrafos anteriores se desprende que seguir una dieta variada, basada en alimentos frescos y ricos en vitaminas y minerales, es vital para ayudar a que el cuerpo disponga de todas sus armas a la hora de repeler una agresión viral. Pero, además, seguir una alimentación sana también ayudará:

— Recurrir a los baños de temperatura alterna (fría, caliente), pues estimulan la circulación sanguínea y linfática, fortaleciendo el organismo.

— Emplear, si es necesario, plantas medicinales y otras sustancias naturales que se sabe ayudan a reforzar la inmunidad. Además de las ya mencionadas, equinácea, propóleo y polen, están la uña de gato, el tomillo, el escaramujo, el ajo, las hojas de grosello negro, el espino amarillo, etc.

— Dormir el suficiente número de horas para favorecer el correcto funcionamiento del sistema de defensas.

— Realizar asiduamente una actividad física de intensidad moderada (caminar a paso ligero, nadar, bicicleta, etc.).

— Aprender a llevar un ritmo de vida más relajado y a evitar el estrés, que es uno de los principales enemigos de nuestro sistema inmunológico.

— Cuando la dieta no es equilibrada, cabe la posibilidad de recurrir a complementos dietéticos, siempre bajo la prescripción de un profesional y teniendo en cuenta que al mismo tiempo se deben mejorar progresivamente los hábitos alimentarios.

Relación cronológica de algunos hechos significativos relacionados con la

GRIPE AVIAR

NOVIEMBRE DEL 2003 – Las autoridades de Tailandia informan de una enfermedad a la que inicialmente denominan «cólera de los pollos» que está causando notable mortandad en algunos centros de producción avícola.

15 DE DICIEMBRE DEL 2003 – Corea del Sur confirma el descubrimiento de un brote de gripe aviar a unos ochenta kilómetros al sur de Seúl. Más de dos millones de pollos y patos son sacrificados en un intento de controlar la propagación de la enfermedad.

9 DE ENERO DEL 2004 – La ONU envía ayuda médica a Vietnam, tras ser informada de la aparición del virus de la gripe aviar en seres humanos.

11 DE ENERO DEL 2004 – El virus de la gripe aviar H5N1 causa en Vietnam la primera víctima humana de la que se tiene noticia.

13 DE ENERO DEL 2004 – Japón confirma la aparición de la gripe aviar en su territorio.

15 DE ENERO DEL 2004 – Taiwán anuncia el descubrimiento de un brote de gripe aviar.

16 DE ENERO DEL 2004 – La Organización Mundial de la Salud confirma ya el cuarto caso humano mortal de gripe aviar en Vietnam. En los últimos tres meses ha habido en Vietnam 18 pacientes sospechosos de contagio por ese virus, de los que 12 han muerto. El cuarto caso corresponde a un niño de cinco años de la provincia vietnamita de Nam Dinh, que falleció el día 8 de enero. Los datos analizados por la OMS demuestran que los cuatro muertos confirmados habían sido infectados por un virus de la gripe de la cepa H5N1.

21 DE ENERO DEL 2004 – Laos informa de sus sospechas de gripe aviar.

22 DE ENERO DEL 2004 – El gobierno de Camboya confirma la aparición de un brote de gripe aviar en una granja en las cercanías de la capital, Phnom Penh.

23 DE ENERO DEL 2004 – Tailandia, cuarto exportador mundial de pollo congelado, anuncia el primer caso de gripe aviar en un ser humano. La noticia se extendió como la pólvora dentro y fuera del país. El afectado es un niño de siete años. Las consecuencias para la economía tailandesa son devastadoras, pues automáticamente todos los países suspenden sus importaciones de pollo tailandés.

24 DE ENERO DEL 2004 – Un niño de doce años es la sexta víctima mortal del virus H5N1, en Vietnam.

25 DE ENERO DEL 2004 – Indonesia informa de la aparición del virus entre su población avícola.

26 DE ENERO DEL 2004 – Muere en Tailandia un niño de seis años. Es la primera víctima mortal del virus en ese país.

27 DE ENERO DEL 2004 – La gripe aviar alcanza a China. El Gobierno chino admite la existencia de la enfermedad en granjas del sur del país mientras Tailandia anuncia la muerte de otro niño, también de seis años, a causa del virus H5N1. La OMS y la FAO advierten de forma conjunta que se trata de una seria amenaza global para la salud humana y piden ayuda para los países que luchan contra la epidemia.

28 DE ENERO DEL 2004 – Vietnam informa que dos mujeres que mataron y cocinaron un pollo para la boda de su hermano mueren con el virus H5N1.

30 DE ENERO DEL 2004 – Las autoridades chinas reconocen cuatro nuevos brotes de gripe aviar en tres provincias, y califican como confirmados los registrados anteriormente en una granja de pollos en Hunan y otra de patos en Hubei. La enfermedad se está extendiendo, aseguró el portavoz de la Organización Mundial de la Salud en Pekín. La epidemia ha afectado de momento a 10 países asiáticos y ha provocado 10 muertes. La OMS ha solicitado información a las autoridades chinas sobre el caso sin resolver de un hombre de Hong Kong que infectó a su familia y murió a principios del año pasado por el virus H5N1 tras regresar de un viaje a China. El Gobierno de Vietnam teme que quizá tenga que exterminar toda su población avícola.

1 DE FEBRERO DEL 2004 – El Gobierno chino admite que el virus se ha extendido a cinco áreas diferentes del país, incluida la provincia de Guangdong, donde hay más de 800 millones de pollos. La crisis de la gripe aviar aumenta por días entre acusaciones de que el régimen comunista ha vuelto a ocultar la gravedad de la situación durante semanas e incluso meses, al igual que hizo con la epidemia de neumonía atípica el año pasado.

2 DE FEBRERO DEL 2004 – Muere en Vietnam un joven de dieciocho años, víctima del virus H5N1.

5 DE FEBRERO DEL 2004 – La epidemia se extiende por Asia, donde ya van 15 muertos. Las muertes de un niño de seis años en Tailandia y de una joven de diecisiete en Vietnam han elevado la cifra de víctimas mortales por la epidemia de la gripe del pollo a 15 personas. El anuncio de las últimas bajas a causa del virus H5N1 llega entre nuevas acusaciones de que China, que cuenta con la cuarta mayor industria avícola del mundo, está ocultando datos y complicando con su hermetismo la lucha para detener la enfermedad. El biólogo Henry Niman, de la Escuela Médica de Harvard, asegura que es prácticamente imposible que en China no se haya infectado ninguna persona todavía, como indican las autoridades de Pekín. «Es improbable que teniendo a tanta gente, con tantos pollos y esa cantidad de brotes, nadie haya caído enfermo», indicó el profesor estadounidense. El Gobierno chino anunció ayer que el número de provincias afectadas por el virus es ya de 12 —más de un tercio del país— y reiteró que hasta ahora sólo han sido afectados pollos, patos y otras aves. La Organización Mundial de la Salud, que tampoco confía en las informaciones que llegan desde Pekín, aseguró ayer que el virus «corre más rápido que nosotros».

China está tratando de centralizar la información que recibe de las diferentes provincias, donde los gobiernos locales podrían estar tratando de minimizar los daños provocados por el virus y pasando datos erróneos al Ministerio de Sanidad chino. El sacrificio de millones de pollos continúa en los 10 países que han detectado el H5N1 en sus granjas, en una operación que llevará a la ruina a decenas de miles de personas. La OMS está siendo muy criticada por los gobiernos asiáticos, que consideran la actitud del organismo en los últimos días «alarmista» e «infundada». El Gobierno de Indonesia aseguró ayer que tienen contenida la expansión de la enfermedad entre los pollos.

8 DE FEBRERO DEL 2004 – Las autoridades de Camboya anuncian que una mujer fallecida el viernes pasado en aquel país pudo ser víctima de la gripe del pollo. De confirmarse definitivamente, se trataría del primer caso mortal de Camboya, país fronterizo con Vietnam, donde más víctimas ha causado hasta ahora el virus, 13 confirmadas hasta la fecha. Las autoridades chinas afirman que tienen localizados 34 focos de la enfermedad repartidos en 13 regiones del país, pero aseguran que no se ha producido ninguna contaminación en humanos, desmintiendo así las acusaciones de que ocultan información.

17 DE FEBRERO DEL 2004 – Japón confirma la aparición de un segundo brote de gripe aviar en su población de aves.

20 DE FEBRERO DEL 2004 – Tailandia. Dos gatos domésticos y un leopardo de un zoológico local han muerto en ese país a causa del virus H5N1, el mismo que ha llevado a la muerte a 22 personas en Vietnam y Tailandia. La gripe también ha afectado a un tigre, que se ha recuperado de la enfermedad. Es la primera vez en el mundo que se detecta la gripe aviar en gatos y tigres. Aparentemente los felinos contrajeron el virus al ser alimentados con pollos infectados.

29 DE MARZO DEL 2004 – Un empleado de la agencia canadiense de inspección de alimentos contrae una versión menos agresiva de la gripe del pollo al manipular aves muertas en una granja que se encuentra en cuarentena en la Columbia Británica, al oeste del país.

14 DE AGOSTO DEL 2004 – Tres fallecimientos más en Vietnam, por infección con el virus H5N1 de la gripe aviar.

23 DE AGOSTO DEL 2004 – Las autoridades chinas anuncian que han descubierto el mortal virus H5N1 de la gripe aviar por primera vez en los cerdos. Esta posibilidad –ahora hecha realidad– era la más temida por los expertos internacionales, ya que puede facilitar la transmisión al hombre. Los investigadores han aislado el virus H5N1 en extracciones efectuadas de cerdos en el año 2003, y también en otras hechas este año, según un responsable del Laboratorio nacional de investigación sobre la gripe aviar. La Organización Mundial de la Salud advirtió a principios de año que el virus H5N1 podría matar a millones de personas si se combinaba con el virus de la gripe humana, y que este peligro se vería acrecentado si los cerdos se convertían en portadores del H5N1, ya que su organismo puede acoger tanto virus animales como humanos.

3 DE SEPTIEMBRE DEL 2004 – Los gatos también pueden contagiarse y transmitir entre ellos el virus de la gripe del pollo. El descubrimiento, realizado por un grupo de científicos daneses y que publica el último número de la revista *Science*, supone una nueva fuente de preocupación para las autoridades sanitarias después de que en el pasado mes el Gobierno chino reconociera que había encontrado en el 2003 cerdos contagiados.

29 DE SEPTIEMBRE DEL 2004 – Una niña y su madre mueren en Tailandia a causa del virus H5N1. Pánico ante la posibilidad de que se haya producido un contagio entre humanos.

11 DE NOVIEMBRE DEL 2004 – La OMS reúne a los fabricantes de vacunas ante la amenaza de una pandemia de gripe.

23 DE FEBRERO DEL 2005 – Los científicos declaran que la gripe aviar es la mayor amenaza mundial para la salud.

5 DE ABRIL DEL 2005 – La ONU informa que la cepa H7 de la gripe aviar, no detectada previamente en Asia, ha sido descubierta en Corea del Norte.

7 DE JULIO DEL 2005 – Dos investigaciones revelan la presencia de una cepa agresiva del virus en aves migratorias y alertan del peligro de su expansión a otras regiones del planeta.

21 DE JULIO DEL 2005 – Un padre y sus hijas, primeras víctimas de la gripe aviar en Indonesia. La ministra de Salud de Indonesia confirmó ayer las tres primeras muertes en el país a causa de la gripe aviar, enfermedad que ha costado la vida a 54 personas en el sudeste asiático desde que reapareció en el 2004. La ministra dijo que el resultado de los análisis de laboratorio realizados sobre las muestras de un padre y sus dos hijas fallecidos este mes confirman la presencia del virus H5N1 de la gripe aviar.

5 DE AGOSTO DEL 2005 – La gripe aviar llega a Siberia y amenaza con propagarse a Europa.

11 DE AGOSTO DEL 2005 – Las muertes de aves provocadas por la gripe aviar se disparan en Rusia.

22 DE AGOSTO DEL 2005 – Mongolia confirma la detección del virus H5N1 de la gripe aviar en aves silvestres.

27 DE AGOSTO DEL 2005 – La gripe aviar afecta a los gatos de algalia en Vietnam. Tres de ellos nacidos en cautividad en un parque nacional de Vietnam han muerto por la gripe del pollo, anunciaron ayer la FAO (agencia de la ONU para la Agricultura y la Alimentación) y las autoridades vietnamitas. Ello supone el salto de la epidemia desde las aves a este tipo de mamífero carnívoro, de la familia de la jineta. Los gatos de algalia habían sido criados en jaulas en el parque nacional de Cuc Phuong, a unos ciento veinte kilómetros al sur de Hanoi. Sus restos dieron positivo en los análisis sobre el virus H5N1, causante de la gripe aviar.

29 DE SEPTIEMBRE DEL 2005 – El Ministerio de Salud de Indonesia confirma otro caso humano de infección por virus de la gripe aviar H5N1. La paciente, una mujer de veintisiete años de Yakarta, desarrolló los síntomas el 17 de septiembre, fue hospitalizada el 19 y murió el 26. Poco antes de presentar los síntomas había tenido contacto con aves enfermas y muertas en su casa.

10 DE OCTUBRE DEL 2005 – El Ministerio de Salud de Indonesia confirma otro caso humano de infección por virus de la gripe aviar H5N1. El paciente, un hombre de veintiun años, presentó síntomas el 20 de septiembre y fue hospitalizado el 24. Sigue hospitalizado y en situación estable. La investigación inicial ha revelado que antes del inicio de la enfermedad el paciente había estado expuesto directamente, en su casa, a pollos enfermos y muertos. Este caso es el quinto de infección por virus H5N1 confirmada mediante pruebas de laboratorio que se registra en Indonesia. Tres de esos cinco casos han sido mortales (OMS).

12 DE OCTUBRE DEL 2005 – El investigador español Adolfo García-Sastre, profesor de Microbiología de la Escuela de Medicina del Hospital Monte Sinaí de Nueva York (Estados Unidos) reconstruye el genoma del virus responsable de la conocida como «gripe española» de 1918, una pandemia de gripe que causó la muerte a entre 30 y 50 millones de personas. García-Sastre explicó a Europa Press que este hallazgo, publicado por la revista *Science*, permitirá comparar los genes del virus de 1918 con el causante de la actual epidemia de gripe aviar, a fin de averiguar si

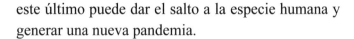

este último puede dar el salto a la especie humana y generar una nueva pandemia.

13 DE OCTUBRE DEL 2005 – Una variedad del virus H5 de gripe aviar fue detectada en pruebas realizadas a patos rumanos en el delta del Danubio, confirmando que el virus ha entrado en Europa. Se detectan aves muertas por la gripe aviar en Turquía (OMS).

17 DE OCTUBRE DEL 2005 – Grecia informa el descubrimiento de un caso de gripe aviar. El Ministerio de Agricultura griego teme que un pavo de la isla de Chios haya muerto a causa del virus H5N1.

18 DE OCTUBRE DEL 2005 – Las autoridades rumanas confirman que los 12 cisnes muertos en un lago cerca de la frontera ucraniana contenían el virus de la gripe aviar H5N1. En un intento por aislar el brote se han sacrificado miles de aves, tanto patos como cisnes. Estos casos vienen a sumarse a los ya anteriores aparecidos en Tuleca y Constanza, cerca del Mar Negro.

19 DE OCTUBRE DEL 2005 – La gripe aviar se ha presentado a las puertas de Moscú de forma súbita. Según las informaciones difundidas por el Ministerio de Agricultura ruso, las muertes de aves, detectadas en la aldea de Yandovka —en la región de Tula— el viernes pasado, se deben efectivamente al virus H5N1. Se trata del primer caso de esta enfermedad en la parte europea de Rusia, con lo que se abre un nuevo frente de posible propagación hacia la Unión Europea. En la localidad afectada hay un total de 3.000 aves y en siete de sus 75 explotaciones avícolas han perecido ya 270 y 493 han sido contagiadas. Las autoridades dieron ayer la orden de sacrificar toda la población de aves de Yandovka. Se ha dispuesto además una severa cuarentena, supervisada por numerosos puestos de control en todo el perímetro de Yandovka, y la desinfección de aquello que haya podido estar en contacto con los animales.

19 DE OCTUBRE DEL 2005 – Roche anuncia que está dispuesta a liberar la patente del fármaco más eficaz contra la gripe si se declara una pandemia.

20 DE OCTUBRE DEL 2005 – Muere una persona en Tailandia. El Ministerio de Salud Pública tailandés confirma el primer caso de infección humana por virus de la gripe aviar H5N1 que se produce en el país desde el 8 de octubre del año pasado. El paciente, un hombre de cuarenta y ocho años de la provincia de Kanchanaburi, presentó los primeros síntomas el 13 de octubre, fue hospitalizado el 17 y falleció el 19 del mismo mes. Las autoridades han atribuido su infección al contacto estrecho durante el sacrificio de aves de corral enfermas. A principios de este mes se notificaron brotes en las aves de corral de varios pueblos de Kanchanaburi. Las muestras de ese paciente serán sometidas a nuevos análisis en el laboratorio de referencia de la OMS. Su hijo de siete años, que le había ayudado a desplumar esas aves, presentó síntomas respiratorios el 16 de octubre. El niño está hospitalizado, pero todavía no se han recibido los resultados de las pruebas que se le han practicado. Desde que comenzaron los brotes en Asia, Tailandia ha tenido 18 casos confirmados, 13 de los cuales han sido mortales.

21 DE OCTUBRE DEL 2005 – El Instituto Veterinario de Suecia confirma que las pruebas realizadas a cuatro patos han dado positivo por el virus de la gripe aviar, pero advierte de que aún no se conoce si se trata de la variedad H5N1, que ya se ha cobrado al menos 60 vidas en Asia.

22 DE OCTUBRE DEL 2005 – La Unión Europea anuncia que se ha descubierto la peligrosa cepa H5N1 de gripe aviar en Croacia. La Comisión Europea impone una veda preventiva sobre la importación de aves vivas, silvestres y con plumas de ese país balcánico. Las autoridades croatas manifiestan que se sacrificaron todas las aves de corral en cuatro aldeas cerca de una laguna en Nasice, donde dos de 13 cisnes hallados muertos dieron positivo para la gripe.

23 DE OCTUBRE DEL 2005 – Un portavoz del Gobierno británico confirma la muerte de un loro procedente de Surinam (Sudamérica), infectado con el virus

H5N1. El ave formaba parte de una remesa de 148 loros que llegó el 16 de septiembre y se encontraba en una unidad de vigilancia, en cuarentena, junto con pájaros que llegaron de Taiwán, destinados a exposiciones, tiendas y coleccionistas. Además del pájaro infectado, que murió hace dos días, pereció otro loro, cuyo examen no ha dado positivo. Las autoridades veterinarias británicas han sacrificado las 364 aves que compartían las instalaciones y han procedido a suministrar antivirales como medida preventiva al reducido número de personas que han podido estar en contacto con las aves, según el Ministerio de Medio Ambiente, Alimentación y Asuntos Rurales.

26 DE OCTUBRE DEL 2005 – Nuevo brote de gripe aviar en China. Según la información oficial china, publicada en la página de la Organización Mundial de Sanidad Animal (OMSA), el brote fue detectado en el pueblo de Wantang, en el condado de Xiangtan, de la misma provincia central. Para evitar la extensión de la enfermedad, se decidió también sacrificar a 2.487 aves. Se trata del tercer brote de gripe aviar detectado en China en una semana, tras los de Mongolia Interior (norte) y Anhui (este). El brote de Anhui afectó a 2.100 gansos, con 550 muertes confirmadas. Fueron sacrificadas 44.736 aves en un radio de acción de varios kilómetros y se vacunaron 14.000.

28 DE OCTUBRE DEL 2005 – El Ministerio de Agricultura ruso informa que se han registrado nuevos brotes del virus de la gripe aviar en tres regiones del país.

29 DE OCTUBRE DEL 2005 – Las autoridades sanitarias griegas han informado hoy que los resultados de las pruebas realizadas a un pavo enfermo encontrado en la isla de Chios mostraron que no estaba infectado por el virus H5N1 de la gripe aviar. Los exámenes realizados en el laboratorio de referencia de la Unión Europea en Weybridge, Reino Unido, confirmaron que el animal no tenía el virus H5N1.

30 DE OCTUBRE DEL 2005 – Las compañías multinacionales que tienen empleados destacados en los países del sudeste asiático afectados por la gripe aviar están preparando un plan de contingencia, para el caso de que tuvieran que proceder a la rápida evacuación de su personal. Nestle, Shell, Procter & Gamble y Toyota se han manifestado ya en este sentido.

31 DE OCTUBRE DEL 2005 – Japón sacrifica 82.000 pollos tras detectar señales de gripe aviar en una granja al noroeste de Tokio. Una mujer tailandesa ha dado positivo en las pruebas para detectar el virus H5N1; en total son ya 20 las personas que han contraído la enfermedad en ese país. Vietnam y Camboya piden ayuda financiera y técnica urgente a los países vecinos, advirtiendo que carecen de recursos para seguir combatiendo la gripe aviar.

1 DE NOVIEMBRE DEL 2005 – El presidente de Estados Unidos solicita al Congreso la aprobación de una partida de más de siete mil millones de dólares para proteger al pueblo norteamericano de una posible pandemia de gripe. Se descubre el virus de la gripe aviar en aves silvestres canadienses, aunque todavía está pendiente de determinar si se trata de la temida cepa H5N1.

3 DE NOVIEMBRE DEL 2005 – Las autoridades brasileñas están investigando un presunto caso de gripe aviar. Se trata de un gallo que murió con síntomas de la enfermedad en la ciudad de Marilia, el sureste de Brasil; los restos del animal se están analizando en Sao Paulo. Un nuevo foco de gripe aviar fue detectado hoy en la región rusa de Tcheliabinsk (en los Urales del Sur), según anunció el Ministerio ruso de Agricultura; el descubrimiento de este nuevo foco eleva a trece el número de localidades rusas afectadas por la gripe aviar. El secretario general de la ONU, Kofi Annan, manifiesta que una amenaza como la de la gripe aviar no puede ser afrontada aisladamente, sino que requiere una «acción colectiva extraordinaria» de la comunidad internacional en su conjunto; el organismo internacional dispuso hoy un anteproyecto de previsión inmediata. Por su parte, China declara el cuarto brote de gripe aviar en un mes.

7 AL 9 DE NOVIEMBRE DEL 2005 – Los representantes de los principales organismos internacionales de salud se reúnen en Ginebra con la finalidad de establecer una estrategia doble que permita controlar la gripe aviar en su fuente animal, y al mismo tiempo prepararse ante una posible pandemia humana.

2 DE ENERO DEL 2006 – Tres adolescentes, miembros de una misma familia del este de Turquía, fueron ingresados en el centro médico de Van, tras estar en contacto con aves infectadas. Los tres morirían en los siguientes días.

11 DE ENERO DEL 2006 – Dos personas más mueren en China, contagiadas con la gripe aviar, aumentando a cinco el número de muertos a causa del mal en el país, informó hoy miércoles la Organización Mundial de la Salud, mientras otra persona más, muere en Indonesia a causa del virus H5N1.

12 DE ENERO DEL 2006 – La conferencia internacional sobre gripe aviar celebrada en Tokio alertó hoy del riesgo, cada día mayor, de que se produzca una pandemia de esa enfermedad capaz de matar a millones de personas en todo el mundo. Mientras, Rumania se enfrenta al primer caso sospechoso de gripe aviar en seres humanos y los infectados con el virus H5N1 en Turquía se elevan ya a 18.

Apéndice I

¿Qué es la GRIPE COMÚN?

La gripe estacional (común u ordinaria, también llamada influenza) es una infección respiratoria frecuente, que en algunos casos puede llegar a ser grave e incluso entrañar riesgo para la vida. En Estados Unidos fallecen de esta enfermedad más de 36.000 personas cada año, siendo mucho mayor el riesgo en las personas de edad avanzada y en las que presentan enfermedades crónicas.

La gripe es una infección vírica, por lo que no puede tratarse con antibióticos antibacterianos. Sin embargo, existen diversos medicamentos antivíricos que pueden ser útiles para tratarla. Éstos son más eficaces si se administran precozmente en el curso de la enfermedad y pueden contribuir a acortar la duración de los síntomas. Los medicamentos usualmente recetados para tratar la gripe pueden también dar lugar a ciertos efectos secundarios, por lo que están contraindicados en personas con algunas enfermedades crónicas y en mujeres embarazadas. Tampoco se recomienda su administración a niños menores de un año de edad. Para aliviar los síntomas de la gripe, pueden igualmente ser útiles los analgésicos y antitérmicos. Entre los síntomas más frecuentes de la gripe se hallan:

— Fiebre: con frecuencia superior a los 38,9 grados centígrados.
— Dolor de cabeza (cefalea).
— Dolores musculares y en las articulaciones.
— Escalofríos.
— Tos.
— Dolor torácico durante la inspiración.

En algunos casos la gripe común puede generar diversas complicaciones más graves, como neumonía bacteriana, deshidratación y un empeoramiento de las enfermedades crónicas, como la insuficiencia cardiaca congestiva, el asma y la diabetes. En los niños la gripe puede propiciar sinusitis e infección de oídos.

En los adultos los síntomas gastrointestinales (náuseas, vómitos y diarrea) son poco frecuentes. El cuadro denominado a veces «gripe intestinal» en realidad no es causado por el virus de la gripe. El término médico para esta frecuente dolencia es gastroenteritis.

Los virus de la gripe se propagan a través de las gotitas respiratorias que son liberadas al toser y al estornudar. Suelen propagarse de persona a persona; sin embargo, en ocasiones, es posible que alguien se infecte al tocar algo que contiene los virus de la gripe y luego se toque la boca o la nariz. La mayoría de los adultos sanos pueden infectar a otras personas un día antes de que se presenten los síntomas y hasta cinco días después de contraer la enfermedad. Eso significa que podemos infectar a otra persona con el virus de la gripe antes de saber que estamos enfermos, al igual que mientras ya sabemos que tenemos la gripe.

Actualmente algunos opinan que el mejor modo de prevenir la gripe es la administración anual de la vacuna antigripal. Muchos médicos la recomiendan. Según el Centro Norteamericano de Prevención y Control de Enfermedades, deberían vacunarse cada año:

1) *Las personas expuestas a un alto riesgo de complicaciones a causa de la gripe, entre ellas:*

— Las personas de 65 años de edad en adelante.
— Quienes vivan en asilos de ancianos y otros centros de atención de permanencia prolongada que hospedan a personas con enfermedades de larga duración.
— Los adultos y los niños de 6 meses de edad en adelante que tengan alguna afección cardiaca o pulmonar crónica, como el asma.
— Los adultos y los niños de 6 meses de edad en adelante que necesiten cuidados médicos constantes o

que hayan estado hospitalizados el año previo a la vacuna por alguna enfermedad metabólica (como la diabetes), enfermedad renal crónica o un sistema inmunológico debilitado (incluidos los problemas del sistema inmunológico causados por medicinas o por infección por el virus de inmunodeficiencia humana [VIH / SIDA]).

— Los niños de 6 meses a 18 años de edad que están en terapia prolongada con aspirina. (Los niños a quienes se les da aspirina mientras tienen la gripe corren el riesgo de contraer el síndrome de Reye.)

— Las mujeres que estarán embarazadas durante la temporada de la gripe.

— Las personas que padecen cualquier afección que comprometa la función respiratoria o el manejo de las secreciones respiratorias (es decir, una afección que dificulte respirar o tragar, como una lesión o enfermedad cerebral, lesiones de la columna vertebral, trastornos con convulsiones o cualquier otro trastorno muscular o nervioso).

2) *Las personas de entre 56 y 64 años de edad.* Debido a que casi un tercio de las personas que están entre los 50 y los 64 años de edad en Estados Unidos presentan una o más afecciones que aumentan el riesgo de complicaciones a causa de la gripe, se recomienda que todas las que se encuentren en este grupo de edades sean vacunadas.

3) *Las personas que pueden transmitir la gripe a otras con riesgo de complicaciones.* Debe vacunarse cualquiera que tenga un contacto cercano con alguien de un grupo de alto riesgo (ver arriba). Por ejemplo, los trabajadores de la salud, las personas que viven en una misma casa y aquellos que cuidan a niños de entre 6 y 23 meses de edad fuera del hogar, así como quienes tengan una relación cercana con personas de 65 años de edad en adelante.

También según el norteamericano Centro de Prevención y Control de Enfermedades, no deben vacunarse sin antes consultar al médico:

— Las personas que son muy alérgicas a los huevos de gallina y las que en el pasado hayan tenido una fuerte reacción a la vacuna contra la gripe.

— Las que anteriormente contrajeron el síndrome de Guillain-Barré (o GBS, por sus siglas en inglés) menos de seis semanas después de haber recibido la vacuna contra la gripe.

— Los niños menores de 6 meses de edad (la vacuna contra la gripe no está aprobada para su uso en este grupo de edad).

— Las personas que presentan una enfermedad moderada o grave con fiebre deben esperar hasta que se alivien los síntomas para vacunarse.

La vacuna antigripal se fabrica a partir de virus de la gripe inactivados y no puede provocar la enfermedad. Puesto que las cepas del virus varían cada año, la composición de dicha vacuna también cambia anualmente. Para personas sanas de 5 a 49 años de edad (con exclusión de las embarazadas), existe una vacuna antigripal en aerosol nasal.

Muchas personas, entre ellas bastantes profesionales de la salud, opinan que el mejor medio de prevenir la gripe —y muchas otras enfermedades— es mantener el sistema inmunológico en perfectas condiciones a fin de que el cuerpo pueda repeler a tiempo la agresión vírica evitando de este modo el desarrollo de la enfermedad y todas las molestias y peligros que conlleva tanto ésta como los fármacos normalmente utilizados para su tratamiento.

Apéndice II

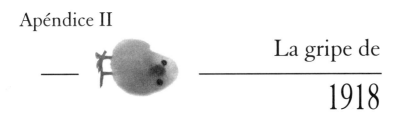

La gripe de
1918

La gripe española (también conocida como la Gran pandemia de Gripe, la Epidemia de gripe de 1918, y La Gripe) fue una inusualmente severa y mortal epidemia de gripe, una enfermedad infecciosa viral, que en los años 1918 y 1919 mató entre 30 y 50 millones de personas en todo el mundo. Se cree que ha sido la más letal pandemia en la historia de la humanidad, con una mortalidad mayor que la Peste negra y que el SIDA. Fue causada por el tipo H1N1 del virus de la gripe. Parece ser que la enfermedad comenzó en el Tíbet en 1917, propagándose por las movilizaciones militares de la Primera Guerra Mundial. Otras hipótesis sitúan su inicio en Kansas, Estados Unidos, el 4 de marzo de 1918, entre soldados del ejército norteamericano que esperaban acuartelados su traslado a Europa.

Tras registrarse los primeros casos en Europa, posiblemente en Francia, la gripe pasó a España, país neutral que no participaba en la guerra y que no censuró la publicación de los informes sobre la enfermedad y sus consecuencias. España fue uno de los países más afectados, con cerca de ocho millones de personas infectadas en mayo de 1918, calculándose alrededor de 300.000 muertes (a pesar de que las cifras oficiales redujeron las víctimas a sólo 147.114). El país más castigado fue la India, con 15 millones de fallecimientos, alcanzando una mortalidad del 20% de la población en algunas zonas.

El 6 de febrero del 2004 la revista *Science* publicó un artículo presentando los resultados de un estudio realizado por dos equipos de investigadores, uno dirigido por sir John Skehel, director del Instituto Nacional de Investigación Médica (National Institute for Medical Research) de Londres y otro por el profesor Ian Wilson del Scripps Research Institute de San Diego. Ambos equipos habían obtenido la síntesis de la proteína hemaglutinina, responsable de la epidemia de 1918 de gripe española, juntando ADN procedente del pulmón de una mujer de la etnia inuit encontrada en la tundra de Alaska y de muestras preservadas de soldados americanos de la Primera Guerra Mundial.

El 5 de octubre del 2005, también en *Science*, se publicó la secuencia genética de la cepa del virus de 1918 (H1N1) usando muestras históricas de tejidos. Según el informe, tras varias décadas los científicos lograron recrear el virus con ayuda de técnicas de genética inversa, para «volverlo a la vida» en un laboratorio de bioseguridad de nivel 3, del Centro de Control y Prevención de Enfermedades en Atlanta, Estados Unidos. Luego sus efectos fueron estudiados en ratones, embriones de pollo y células pulmonares humanas, empleando para ello diversas versiones fabricadas con genes de otros virus gripales, para así efectuar comparaciones y descubrir los elementos que lo hicieron tan mortífero. Al igual que el original, el virus reconstituido mató en pocos días a los ratones, y se comprobó que también mataba a los embriones de pollo, del mismo modo que el virus de la gripe aviar H5N1.

Por el momento, la gran diferencia entre el virus de la gripe de 1918 y los virus aviares actuales es que el primero sí dio el salto a la especie humana y los segundos todavía no lo han hecho. Así, la secuenciación del virus de 1918 constituye un modelo de estudio para determinar las medidas que se deben seguir a fin prevenir la infección con este tipo de virus. Para aprender qué componentes del virus podrían ser las mejores dianas para los fármacos antivirales o vacunas, los científicos crearon un virus vivo con los ocho genes que constituyen los genes virales de la gripe española y ADN no codificado procedente de otros virus de la gripe.

Apéndice III

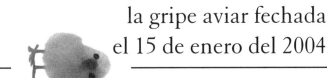

Nota de la OMS sobre la gripe aviar fechada el 15 de enero del 2004

La gripe aviar (gripe del pollo) y la importancia de su transmisión al ser humano.

La enfermedad en las aves: impacto y medidas de control.

La gripe aviar es una enfermedad infecciosa de las aves causada por cepas A del virus de la gripe. Esta enfermedad, identificada por vez primera en Italia hace más de cien años, se da en todo el mundo.

Se considera que todas las aves son vulnerables a la gripe aviar, pero algunas especies son más resistentes a la infección que otras. La infección causa un amplio espectro de síntomas en las aves, desde una variante leve hasta un cuadro altamente contagioso y rápidamente mortal que da lugar a graves epidemias. Esto último es lo que se conoce como «gripe aviar altamente patógena». Esta variante se caracteriza por su rápida aparición, por la gravedad de los síntomas y por su evolución fulminante, con una mortalidad muy cercana al 100%.

Se conocen 15 subtipos de virus de la gripe que infectan a las aves, lo que representa un amplio reservorio de virus gripales potencialmente circulantes en las poblaciones de aves. Hasta la fecha, todos los brotes de la forma hiperpatógena han sido causados por los subtipos H5 y H7 de la cepa A.

Las aves acuáticas migratorias —en particular los patos salvajes— constituyen el reservorio natural de los virus de la gripe aviar, y esas aves son también las más resistentes a la infección. Las aves de corral domésticas, en particular los pollos y los pavos, son especialmente vulnerables a estas epidemias de gripe fulminante.

El contacto directo o indirecto de las aves domésticas con las aves acuáticas migratorias salvajes se ha citado como una causa frecuente de epidemias. Los mercados de animales vivos son otro eslabón importante en la propagación de esas epidemias.

Investigaciones recientes han demostrado que los virus de baja patogenicidad pueden, después de estar circulando durante periodos a veces breves en una población de aves de corral, mutar y transformarse en virus hiperpatógenos. Durante una epidemia que se produjo en 1983-1984 en Estados Unidos de América, la cepa H5N2 causó inicialmente una baja mortalidad, pero en sólo seis meses adquirió una alta virulencia, con una mortalidad cercana al 90%.

Para controlar el brote hubo que sacrificar más de 17 millones de aves, lo que tuvo un costo de casi 65 millones de dólares. Durante una epidemia que sufrió Italia en 1999-2001, la cepa H7N1, inicialmente de baja patogenicidad, al cabo de nueve meses había mutado en una variante hiperpatógena. Más de 13 millones de aves murieron o fueron sacrificadas.

La cuarentena de las granjas infectadas y el sacrificio de las poblaciones infectadas o potencialmente expuestas son medidas de control habituales para prevenir la propagación a otras granjas y el eventual arraigo del virus en la población de aves de corral de un país. Además de ser altamente contagiosos, los virus de la gripe aviar se transmiten fácilmente de una explotación a otra por medios mecánicos, como los equipos, vehículos, pienso, jaulas o ropa contaminados. Los virus altamente patógenos pueden sobrevivir durante largos periodos en el ambiente, sobre todo a temperaturas bajas. Así y todo, aplicando unas medidas estrictas de saneamiento en las granjas se puede lograr cierto grado de protección.

En ausencia de unas medidas de control rápidas respaldadas por una buena vigilancia, las epidemias pueden durar años. Por ejemplo, una epidemia de gripe aviar por H5N2 que se declaró en México en 1992 comenzó con una baja patogenicidad, pero evolucionó hacia una forma altamente mortífera y no se pudo controlar hasta 1995.

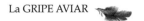

Un virus en constante mutación: dos consecuencias

Todos los virus de la gripe de tipo A, incluidos los que regularmente causan epidemias estacionales en el hombre, son genéticamente lábiles y están bien adaptados para eludir las defensas del huésped. Los virus de la gripe carecen de los mecanismos de «corrección de pruebas» y reparación de errores que operan durante la replicación. De resultas de esos errores no corregidos, la composición genética de los virus cambia conforme se van replicando en el hombre y en los animales, y la cepa de partida se ve reemplazada por una nueva variante antigénica. Estos cambios constantes, y por lo general pequeños, en la composición antigénica de los virus A de la gripe es lo que se denomina «deriva» antigénica.

La tendencia de los virus de la gripe a experimentar cambios antigénicos frecuentes y permanentes obliga a vigilar constantemente la situación mundial de la gripe y a introducir cada año ajustes en la composición de las vacunas antigripales. Ambas actividades son una piedra angular del Programa Mundial de la OMS contra la Gripe desde sus inicios en 1947.

Los virus de la gripe presentan una segunda característica profundamente preocupante para la salud pública: la cepa gripal A, incluidos los subtipos de diferentes especies, pueden intercambiar o «recombinar» el material genético y fusionarse. Ese proceso de recombinación, conocido como «cambio» antigénico, desemboca en un nuevo subtipo distinto de los dos virus originales. Como las poblaciones carecen de inmunidad frente al nuevo subtipo, y como no hay ninguna vacuna que confiera protección contra él, el cambio antigénico ha dado lugar a lo largo de la historia a pandemias altamente mortíferas. Para que ello ocurra, el nuevo subtipo ha de poseer genes de los virus de la gripe humana que le permitan transmitirse fácilmente de una persona a otra durante periodos sostenibles.

Se considera desde hace tiempo que la existencia de poblaciones humanas que viven en estrecho contacto con aves de corral y cerdos domésticos es un factor que favorece el cambio antigénico. Como los cerdos son vulnerables a la infección tanto por virus aviares como por virus de mamífero, incluidas las cepas humanas, esos animales pueden hacer las veces de «tubo de ensayo» de mezcla del material genético de los virus del hombre y de las aves, del que emergería así un nuevo subtipo. Sin embargo, algunos acontecimientos recientes han permitido identificar otro mecanismo posible: existen cada vez más indicios de que, al menos para algunos de los 15 subtipos de virus de la gripe aviar que circulan entre las poblaciones de aves, la propia especie humana podría servir de «tubo de ensayo».

Infección del hombre por virus de la gripe aviar: cronología

Los virus de la gripe aviar no suelen infectar a otros animales aparte de las aves y los cerdos. El primer caso de que se tiene noticia de infección del hombre por virus de la gripe aviar se produjo en Hong Kong en 1997, cuando la cepa H5N1 causó una enfermedad respiratoria grave a 18 personas, seis de las cuales fallecieron. Esa infección coincidió con una epidemia de gripe aviar hiperpatógena, causada por esa misma cepa, en la población de aves de corral de Hong Kong.

Una amplia investigación de ese brote concluyó que el contacto estrecho con las aves infectadas vivas había sido el origen de la infección humana. Los estudios genéticos realizados posteriormente mostraron que el virus había saltado directamente de las aves al hombre. Se produjo también una transmisión limitada al personal sanitario, sin llegar a causar síntomas de gravedad.

La rápida destrucción, a lo largo de tres días, de toda la población de aves de corral de Hong Kong, estimada aproximadamente en un millón y medio de animales, redujo las posibilidades de transmisión directa a la especie humana y evitó tal vez una pandemia.

Ese acontecimiento alarmó a las autoridades sanitarias, pues demostraba por primera vez que un virus de la gripe aviar podía transmitirse directamente al hombre y causar una enfermedad grave con alta mortalidad. La alarma cundió de nuevo en febrero del 2003, cuando un brote de gripe aviar por H5N1 registrado en Hong Kong causó dos casos y una muerte entre los miembros de una familia que había viajado recientemente al sur de China. Otro hijo de la familia falleció durante esa visita, pero se desconoce la causa de la muerte.

Hay otros dos virus de la gripe aviar que han sido causa reciente de enfermedad en el hombre. Un brote de la gripe aviar H7N7 altamente patógena, declarado en los Países Bajos en febrero del 2003, causó la muerte de un veterinario dos meses más tarde, y un cuadro leve en otras 83 personas. Se registraron dos casos leves de la gripe aviar H9N2 en niños de Hong Kong en 1999 y un caso a mediados de diciembre del 2003. La cepa H9N2 no es altamente patógena en las aves.

La causa más reciente de alarma se ha producido en enero del 2004, tras confirmar las pruebas de laboratorio la presencia de la cepa H5N1 de la gripe aviar en personas con síntomas respiratorios graves en el norte de Vietnam.

¿Por qué la cepa H5N1 es especialmente preocupante?

De los 15 subtipos del virus de la gripe aviar, la cepa H5N1 es especialmente preocupante por varias razones. Es una cepa que muta rápidamente y tiene una tendencia demostrada a adquirir genes de virus que infectan a otras especies animales. Su capacidad para causar una enfermedad grave en el hombre ha quedado ya constatada en dos ocasiones. Además, los estudios de laboratorio realizados han demostrado que los aislados de este virus presentan una alta patogenicidad y pueden tener serios efectos en el hombre. Las aves que sobreviven a la infección excretan el virus durante al menos diez días, oralmente y por las heces, lo que facilita la ulterior propagación en los mercados de aves de corral vivas y a través de las aves migratorias.

La epidemia de gripe aviar altamente patógena causada por la cepa H5N1, que comenzó a mediados de diciembre del 2003 en la República de Corea y está afectando ahora a otros países asiáticos, representa por tanto una amenaza especial para la salud pública. La cepa de H5N1 demostró su capacidad de infectar directamente al hombre en 1997, y ha vuelto a hacerlo en Vietnam en enero del 2004. La propagación de la infección entre las aves aumenta la probabilidad de una infección directa del hombre. Si a medida que pasa el tiempo crece el número de personas infectadas, aumentará también la probabilidad de que el ser humano, cuando se vea infectado simultáneamente por cepas de la gripe humana y la gripe aviar, sirva también de «tubo de ensayo» del que emerja un nuevo subtipo que posea los suficientes genes humanos para poder transmitirse fácilmente de una persona a otra. Ese hecho marcaría el inicio de una pandemia de gripe.

¿Pueden evitarse las pandemias de gripe?

A juzgar por lo ocurrido a lo largo de la historia, las pandemias de gripe tienden a producirse como media unas tres o cuatro veces cada siglo, a resultas de la aparición de un nuevo subtipo del virus que se transmite fácilmente de una persona a otra. Sin embargo, la aparición de una pandemia de gripe es impredecible. En el siglo XX, a la gran pandemia de gripe de 1918-1919, que según se estima causó entre 30 y 50 millones de muertos en todo el mundo, siguieron las pandemias de 1957-1958 y 1968-1969.

Los expertos coinciden en que la aparición de otra pandemia de gripe es inevitable y posiblemente inminente.

La mayoría de los expertos en gripe coinciden también en que la rápida matanza de la totalidad de la población de aves de corral de Hong Kong en 1997 evitó probablemente una pandemia.

Es posible adoptar varias medidas para intentar reducir al mínimo los riesgos para la salud pública mundial que pueden derivarse de los grandes brotes de gripe aviar por H5N1 altamente patógena. Una prioridad inmediata es detener la propagación de la epidemia en las poblaciones de aves de corral, estrategia que reduce las oportunidades de exposición humana al virus. La vacunación de las personas con alto riesgo de exposición a las aves infectadas, usando las vacunas más eficaces existentes contra las cepas circulantes de la gripe humana, permite reducir la probabilidad de coinfección del ser humano con cepas aviares y humanas, y reducir también así el riesgo de que se produzca un intercambio de genes. Los trabajadores que participan en la matanza selectiva de aves de corral deben protegerse debidamente contra la infección empleando la ropa y el equipo adecuados. Estos trabajadores deben recibir asimismo medicamentos antivíricos como medida profiláctica.

Ante la aparición de casos de gripe aviar en el hombre, se precisa urgentemente información sobre la extensión de la infección gripal en los animales y en el hombre y sobre los virus gripales circulantes a fin de poder evaluar los riesgos para la salud pública y determinar las medidas de protección más idóneas. También es esencial investigar exhaustivamente cada caso. Si bien la OMS y los miembros de su red mundial de vigilancia de la gripe, en colaboración con otros organismos internacionales, pueden contribuir a muchas de esas actividades, la contención de los riesgos para la salud pública depende también de la capacidad epidemiológica y de laboratorio de los países afectados y de la idoneidad de los sistemas de vigilancia ya implantados.

Aunque todas estas actividades tenderán a reducir la probabilidad de que aparezca una cepa pandémica, no es posible predecir con certeza si se podrá evitar otra pandemia de gripe.

Evolución clínica y tratamiento de los casos humanos de gripe aviar por H5N1

La información publicada sobre la evolución clínica de la infección humana por la cepa H5N1 de la gripe aviar se limita a los estudios de casos realizados durante el brote declarado en Hong Kong en 1997. En esa ocasión los pacientes desarrollaron síntomas de fiebre, dolor de garganta, tos y, algunos de los casos mortales, disnea grave por neumonía vírica. Se vieron afectados adultos y niños previamente sanos, y algunos con dolencias crónicas.

Las pruebas disponibles para diagnosticar todas las cepas del virus de la gripe que afectan a los animales y al hombre son rápidas y fiables. Numerosos laboratorios de la red mundial OMS de vigilancia de la gripe poseen las instalaciones de alta seguridad y los reactivos necesarios para llevar a cabo esas pruebas, así como una considerable experiencia. Se dispone también de pruebas rápidas de cabecera para el diagnóstico de la gripe humana, si bien tales pruebas carecen de la precisión de los análisis más sofisticados que actualmente se requieren para dilucidar por completo los casos más recientes y determinar si la infección humana se está propagando, ya sea directamente desde las aves o entre las personas.

Los fármacos antivíricos, algunos de los cuales se pueden utilizar a efectos tanto de tratamiento como de prevención, son eficaces clínicamente contra las cepas del virus gripal en adultos y niños por lo demás sanos, pero no están exentos de inconvenientes. Algunos de esos medicamentos son además caros, y de suministro limitado.

La experiencia acumulada en la producción de vacuna antigripal también es considerable, sobre todo teniendo en cuenta que cada año se modifica su composición para adaptarla a los cambios que experimenta el virus circulante como consecuencia de la deriva antigénica. Sin embargo, en principio se necesitan al menos cuatro meses para producir en cantidades importantes una nueva vacuna que confiera protección contra un nuevo subtipo del virus.

Apéndice IV

Informe de la OMS sobre la propagación geográfica del virus de la gripe aviar H5N1 en las aves

18 de agosto del 2005

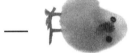

Evaluación de la situación y consecuencias para la salud humana.

Informes oficiales enviados a la OIE por las autoridades gubernamentales a partir de finales de julio del 2005 indican que la distribución geográfica del virus H5N1 se ha ampliado. Rusia y Kazajstán han notificado brotes de gripe aviar en las aves de corral a finales de julio y han confirmado a principios de agosto que el agente causal es el virus H5N1. También se ha notificado la muerte de aves migratorias infectadas por el virus. Los brotes registrados en ambos países se han atribuido al contacto entre aves domésticas y salvajes a través de fuentes de agua compartidas.

Éstos son los primeros brotes de gripe aviar por virus H5N1 hiperpatógenos que se registran en ambos países, que anteriormente parecían estar libres del virus.

Desde que se recibieron los primeros informes, el brote de infección aviar por virus H5N1 registrado en Rusia se ha propagado progresivamente hacia occidente y ha afectado a seis regiones administrativas, aunque sigue confinado a Siberia. En Kazajstán, varios pueblos cercanos al lugar donde se produjo el brote inicial de Siberia han sufrido casos en las aves. Hasta la fecha, los brotes registrados en ambos países han afectado a algunas granjas de grandes dimensiones, pero también a pequeñas granjas domésticas. En Rusia han muerto o se han sacrificado cerca de 120.000 aves, y en Kazajstán se han visto afectadas más de 9.000.

A principios de agosto, Mongolia emitió un informe de emergencia tras la muerte de 89 aves migratorias en dos lagos del norte del país. Se ha demostrado que la causa ha sido un virus de la gripe aviar del tipo A, pero todavía no se ha identificado la cepa. Se están investigando las muestras enviadas a los laboratorios de referencia de la OMS. También a principios de agosto, se detectó en el Tíbet (China) un brote de infección aviar por virus H5N1.

Las autoridades han anunciado medidas de control acordes con las recomendaciones de la FAO y la OIE para hacer frente a todos estos brotes recientes de gripe aviar hiperpatógena. Hasta la fecha no se han detectado casos en el ser humano, pero hay una gran vigilancia y las autoridades locales están investigando los rumores sobre posibles infecciones humanas.

Los brotes de Rusia y Kazajstán demuestran que los virus H5N1 se han propagado más allá de sus focos iniciales en los países de Asia sudoriental, donde se sabe que los brotes comenzaron a mediados del 2003. Pese a las enérgicas medidas de control instauradas, la FAO ha comunicado que se siguen detectando virus H5N1 en muchas zonas de Vietnam e Indonesia, y en algunas zonas de Camboya, China, Tailandia y, posiblemente, también de Laos. Los brotes de Asia sudoriental, que han producido la muerte o el sacrificio de más de 150 millones de aves, han tenido graves consecuencias para la agricultura, y en especial para los numerosos campesinos cuyos ingresos y alimentación dependen de sus pequeñas granjas domésticas. En Vietnam, Tailandia, Camboya e Indonesia se han registrado casos humanos, en su mayoría relacionados con el contacto directo con aves de corral muertas o enfermas en zonas rurales. Ha habido pocos casos de transmisión limitada de persona a persona. Los brotes de gripe aviar H5N1 que se produjeron en Japón, Malasia y la República de Corea fueron controlados con éxito.

La OMS está plenamente de acuerdo con la FAO y la OIE en que es imposible controlar la gripe aviar en las aves salvajes y ni siquiera vale la pena intentarlo. Hace algún tiempo se sabe que las aves acuáticas salvajes constituyen el reservorio natural de todos los virus de la gripe del tipo A. Las aves migratorias, que pueden transportar estos virus en sus formas poco patogénicas a través de largas distancias, generalmente no presentan signos de enfermedad y sólo raramente mueren de ella. También son raros los casos en que se han detectado virus de la gripe aviar hiperpatógenos en las aves migratorias, y el papel de estas aves en la propagación de la gripe aviar hiperpatógena sigue siendo en gran parte desconocido.

La mortandad de aves migratorias por gripe aviar, como la muerte de más de 6.000 aves en el lago Qinghai de China central a finales de abril, es inusual. Un estudio publicado en julio indica que los virus H5N1 de este brote son similares a los que han estado circulando en Asia sudoriental durante los dos últimos años.

Los análisis de los virus aislados en el brote de Rusia, cuyos resultados se han publicado en el sitio web de la OIE muestran semejanzas con los virus aislados en las aves migratorias durante el brote del lago Qinghai. Las muestras obtenidas durante el brote registrado en Mongolia en las aves migratorias también podrían contribuir a esclarecer estos acontecimientos recientes. La vigilancia de la propagación y la evolución de los virus aviares H5N1 en las aves y su comparación rápida con los virus H5N1 caracterizados con anterioridad es una medida esencial para evaluar el riesgo de pandemia de gripe.

Consecuencias para la salud humana

Los brotes aviares de Rusia y Kazajstán son causados por un virus que en los brotes de Hong Kong (1997 y 2003) y Asia sudoriental (desde principios del 2004), ha demostrado repetidamente su capacidad para cruzar la barrera entre especies e infectar al ser humano, produciéndole una enfermedad grave de gran letalidad. En las nuevas zonas donde las aves se han visto afectadas por la gripe aviar H5N1 existe el mismo riesgo para el ser humano.

La experiencia adquirida en Asia sudoriental indica que los casos de infección humana son raros y que el virus no se transmite fácilmente de las aves de corral a las personas. Hasta la fecha, la mayor parte de los casos humanos se han registrado en zonas rurales, y la mayoría, pero no todos, se han relacionado con la exposición directa a aves de corral muertas o enfermas, especialmente durante su sacrificio, desplume y preparación culinaria. No se han confirmado casos entre los trabajadores de las granjas ni los mataderos de aves, ni ha habido casos relacionados con el consumo de carne o huevos de aves cocinados de forma adecuada.

Los factores relacionados con la densidad de la población de aves y los sistemas de cría existentes en diferentes países también pueden influir en el riesgo de que se produzcan casos humanos. Durante un brote de gripe aviar en los Países Bajos (2003), causado por la cepa H7N7, se registraron más de ochenta casos de conjuntivitis en los trabajadores de las granjas y mataderos de aves y en sus contactos, y falleció un veterinario. Este brote, que fue contenido tras el sacrificio de unos treinta millones de aves de corral, destaca la necesidad de que los países recién afectados tomen las precauciones recomendadas por la FAO, la

OIE y la OMS durante la aplicación de las medidas de control en las granjas afectadas.

Evaluación del riesgo de pandemia

No se puede descartar la propagación de la gripe aviar H5N1 a las aves de corral de otros países. La OMS recomienda que se incremente la vigilancia de los brotes en las aves de corral y de las muertes de aves migratorias, así como la aplicación rápida de las medidas de contención recomendadas por la FAO y la OIE. Asimismo, se recomienda aumentar la vigilancia de los casos de enfermedad respiratoria en las personas con antecedentes de exposición a aves de corral infectadas en los países donde haya brotes conocidos en estas aves. La entrega a los laboratorios de referencia de la OMS y la OIE/FAO de muestras clínicas y de virus aislados en los seres humanos y en los animales permite realizar estudios que contribuyen a evaluar el riesgo de pandemia y a orientar correctamente las labores de desarrollo de una vacuna.

La expansión geográfica de la presencia del virus es preocupante, pues crea nuevas posibilidades de exposición humana. Cada nuevo caso humano aumenta las posibilidades de que mejore la transmisibilidad del virus a través de sus mutaciones y redistribuciones génicas adaptativas. La aparición de una cepa H5N1 fácilmente transmisible al ser humano marcaría el inicio de una pandemia.

Apéndice V

Informe de la Organización Mundial de la Salud

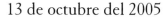

13 de octubre del 2005

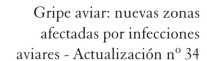

Gripe aviar: nuevas zonas afectadas por infecciones aviares - Actualización n° 34

Las pruebas realizadas por la Organización Mundial de Sanidad Animal (OIE) han confirmado hoy la presencia de virus hiperpatógenos de la gripe aviar H5N1 en muestras tomadas de aves domésticas en Turquía.

Las investigaciones realizadas hasta ahora sobre las muertes de aves de corral que se han producido recientemente en Rumanía han identificado la presencia de virus de la gripe aviar del subtipo H5. Se están efectuando más pruebas para identificar la cepa y determinar si el virus es hiperpatógeno. Las autoridades de ambos países han adoptado las medidas de control recomendadas por la OIE y la FAO.

La OMS va a enviar reactivos para el diagnóstico y otros suministros necesarios para la realización de análisis en los laboratorios nacionales. Se han enviado muestras de virus de ambos brotes a un laboratorio de referencia de la OIE/FAO, el Laboratorio Veterinario Central de Weybridge (Reino Unido), y a laboratorios de referencia de la OMS para compararlos con los virus H5N1 humanos aislados en Asia.

Consecuencias para la salud pública

La propagación de los virus H5N1 a las aves de corral de nuevas zonas es preocupante, pues aumenta la posibilidad de que se produzcan nuevos casos humanos. No obstante, todas las pruebas existentes hasta ahora indican que los virus H5N1 no se propagan fácilmente de las aves al ser humano. La OMS aconseja a los países que están sufriendo brotes en las aves de corral que tomen algunas precauciones, especialmente durante las operaciones de sacrificio de los animales, y que vigilen la aparición de fiebre y síntomas respiratorios en las personas que puedan haber estado expuestas. Los síntomas iniciales de la infección por virus H5N1 son similares a los de muchas otras infecciones respiratorias comunes, por lo que es muy probable que se produzcan falsas alarmas.

La OMS no ha modificado el nivel de alerta ante una posible pandemia, que sigue en la fase 3: hay un nuevo virus que infecta al ser humano, pero no se transmite fácilmente de una persona a otra.

La OMS sigue recomendando que las personas que viajen a zonas afectadas por brotes de virus H5N1 hiperpatógenos en las aves de corral eviten el contacto con animales vivos en los mercados y las granjas avícolas. Se sabe que se excretan grandes cantidades de virus en las heces de las aves infectadas. Se aconseja a las poblaciones de los países afectados que eviten el contacto con aves migratorias muertas o aves salvajes que presenten signos de enfermedad.

Se considera que la principal vía de infección humana es el contacto directo con aves de corral infectadas o con superficies y objetos contaminados por sus heces. El riesgo de exposición se considera especialmente elevado durante el sacrificio, desplume, despiece y preparación culinaria de las aves de corral. No hay pruebas de que las aves de corral o sus productos constituyan una fuente de infección, siempre que sean bien cocinados.

Los países situados a lo largo de las rutas de las aves migratorias deben mantener la vigilancia para detectar signos de la enfermedad en las aves salvajes y domésticas. Dados los acontecimientos recientes, es probable que las aves migratorias estén implicadas en la propagación directa de los virus H5N1 en su forma hiperpatógena.

Índice